不孕症临床新悟

主 编 夏天 付于

U0200747

全国百佳图书出版单位
中国中医药出版社
·北 京·

图书在版编目（CIP）数据

不孕症临床新悟 / 夏天，付于主编 . —北京：中国中医药
出版社，2023.2

ISBN 978-7-5132-7938-3

Ⅰ . ①不… Ⅱ . ①夏… ②付… Ⅲ . ①不孕症 – 中医治
疗法 Ⅳ . ① R271.14

中国版本图书馆 CIP 数据核字（2022）第 226308 号

中国中医药出版社出版

北京经济技术开发区科创十三街 31 号院二区 8 号楼
邮政编码 100176
传真 010-64405721
三河市同力彩印有限公司印刷
各地新华书店经销

开本 880×1230 1/32 印张 7 字数 157 千字
2023 年 2 月第 1 版 2023 年 2 月第 1 次印刷
书号 ISBN 978-7-5132-7938-3

定价 49.00 元
网址 www.cptcm.com

服 务 热 线 010-64405510
购 书 热 线 010-89535836
维 权 打 假 010-64405753

微信服务号 zgzyycbs
微商城网址 https://kdt.im/LIdUGr
官 方 微 博 http://e.weibo.com/cptcm
天猫旗舰店网址 https://zgzyycbs.tmall.com

如有印装质量问题请与本社出版部联系（010-64405510）
版权专有 侵权必究

《不孕症临床新悟》
编委会

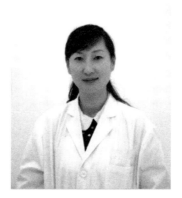

　　夏天，女，1976年8月出生，博士后，主任医师，博士研究生导师，国家青年岐黄学者，现任天津中医药大学第一附属医院生殖中心科主任。2012年被评为天津市"131"创新型人才第一层次人选，2015年被选为天津市"131"创新型人才团队——中西医结合生殖内分泌创新团队带头人。2018年获"津门医学英才"称号，2020年入选天津市高校"学科领军人才培养计划"。现兼任世界中医药学会联合会生殖专业委员会副会长，中华中医药学会生殖医学分会副秘书长，中华中医药学会妇科分会常务委员，中国中医药研究促进会中西医结合妇产与妇幼保健分会副会长，中国中医药研究促进会妇产科与辅助生育分会副主任委员，天津中医药学会妇产科专业委员会副主任委员，天津市医师协会生殖医学专业委员会常务委员。

近年来致力于生殖内分泌疾病的临床诊治及科研工作，临床上将辨病与辨证相结合，运用中西医结合方法治疗不孕症、多囊卵巢综合征、卵巢储备功能减退、子宫内膜病变、复发性流产、反复种植失败；科研上深入研究中医药防治卵巢储备功能减退及子宫内膜容受性异常的作用机制。主持国家自然科学基金4项，获得科研奖励8项，参与论著编写10余部，发表论文100余篇，培养硕士研究生、博士研究生共80余人。

中华文化博大精深，中医药传承千年，是中华文明的瑰宝，为中华民族繁衍生息作出了巨大贡献，传承与创新是中医学经历数千年而不衰，并不断向前发展的动力和源泉。

夏天曾随我侍诊数年，天资聪颖，思维开阔，敏而好学，博览医书，善于将中医与西医学技术相结合，在妇科领域深入研究，取得丰硕成果。中医之传承乃道之传承，而非拘于一方一药。夏天多年来专注于中医药治疗不孕症的研究，将我所创之补肾调冲法运用于临床，守常达变，多有阐发，在此基础上博采众家之长，渐渐形成自己的临证体系，在诊治卵巢储备功能减退、多囊卵巢综合征、子宫内膜异位症、试管反复种植失败、盆腔炎性疾病、复发性流产等方面颇有体会。

本书内容丰富，不仅总结了临证体悟，且内含理论探讨、科学研究成果及大量病案，在继承发扬中医特色的基础上，参诸西学，临床实用性较强，可供临床医师参考。相信本书的出版将会对不孕症的中西医结合治疗研究发挥积极作用。昔日之学生现已成长为中医事业的中坚力量，后继有人，薪火相传，深感欣慰，乐为之序。

世界中医药学会联合会妇科专业委员会原会长

韩冰

2022年3月

前言

　　不孕症是妇科领域的常见病、疑难病，更是困扰当今家庭与社会的实际问题。近年来不孕症的发病率逐年升高，世界卫生组织预测不孕症将成为仅次于肿瘤和心脑血管疾病的世界第三大疾病。

　　中医药注重整体辨证，病证结合，在治疗不孕症方面有独特优势，而现代生殖医学则是一门集合了生理病理学、免疫学、内分泌学等多学科的综合学科，对于人类生殖的生理病理过程有着精密的认识。中医学与西医学结合互补，治疗不孕症的疗效更佳，也是生殖医学发展的大趋势。但是中医与西医在临床上如何互相补充、共同为病患服务，一直都是一个复杂且具有争议的问题，笔者多年来致力于中西医结合治疗不孕症的基础与临床研究，在注重疗效的基础上，我们一直在探索如何使用简便廉验的中西医治疗方法来提高患者妊娠率。

　　书中所选为不孕症之常见病种与临床经验效方，注重临床治疗效果，其中的治疗思路可供临床中医师与西医师共同参考。希望本书可以成为中西医同行在临床中诊治不孕症的案边之书。

　　本书在编写过程中，囿于时间仓促、水平有限，如有疏漏不妥之处，敬恳诸位同道与读者指正，以便再版时修订完善。

夏天

2022年10月

目录

下篇　实践篇

上篇

理论篇

第一章 总 论

第一节 不孕症的西医诊疗流程

不孕症指规律性生活至少12个月（未避孕）未能得到临床妊娠。对于超过35岁的女性，未避孕半年未孕，则应尽早全面检查；对于超过40岁的女性，应随时给予评估并尽早进行诊疗。

首诊时应全面采集病史。夫妇双方皆要参与检查，首先排除男方因素，常用的检验手段如精液常规、精浆生化检查、精子DNA碎片化检测等；而后行女方检测，确定其有无生理结构异常（妇科检查、经阴道超声、子宫输卵管造影、宫腔镜、腹腔镜等），能否正常排卵（基础体温测定、经阴道超声卵泡监测、激素测定等）。对于女性不孕症患者主要分为排卵障碍性不孕（包括下丘脑病变、垂体病变、卵巢病变及其他内分泌疾病如先天性肾上腺皮质增生症和甲状腺功能异常等导致的排卵障碍）、盆腔因素性不孕（包括输卵管及其周围病变、子宫体与子宫颈病变及先天发育畸形、子宫内膜异位症等）与不明原因不孕症（可能病因包括免疫因素、隐性输卵管因素、潜在的卵母细胞异常、受精障碍、胚胎发育阻滞、胚胎着床失败和遗传缺陷等）。

筛查病因时应思路清晰，分级评估，层层递进，务求明确病因，进行针对性治疗。西医治疗方式包括期待治疗、诱导排卵药物治疗、手术治疗及辅助生殖技术等。

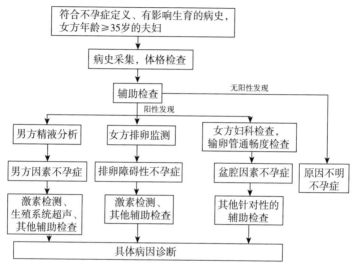

图1-1　不孕症诊疗流程

第二节　中医学对于不孕症的认识

一、历代医家论述

《素问·上古天真论》云："女子七岁，肾气盛，齿更发长。二七而天癸至，任脉通，太冲脉盛，月事以时下，故有子。三七，肾气平均，故真牙生而长极。四七，筋骨坚，发长极，身体盛壮。五七，阳明脉衰，面始焦，发始堕。六七，三阳脉衰于上，面皆焦，发始白。七七，任脉虚，太冲脉衰少，天癸竭，地道不通，故形坏而无子也。"首先提出了受孕机理，并论述了女性生长、发育、生殖和衰老的规律，奠定了中医学治疗不孕症的理论基础。

秦汉时期，《神农本草经》最早把女子胞称作"子宫"。《神农本草经》"紫石英"条曰"女子风寒在子宫，绝孕，十年无子"，在桃仁、水蛭、卷柏、阳起石、乌贼骨、肉苁蓉、覆盆子条目中，均记载可以治无子。东汉时期，张仲景《金匮要略·妇人杂病脉证并治第二十二》中记载"温经汤……亦主妇人少腹寒，久不受胎"，此方被后世称为"调经种子第一方"。晋代医家皇甫谧在《针灸甲乙经·妇人杂病》中曰"女子绝子，衃血在内不下，关元主之"，率先提出瘀血导致不孕的机制，并将针灸用于治疗女子不孕。隋代巢元方所撰《诸病源候论》中专列"无子候"，此篇提出了"妇人无子"的原因，分"月水不利无子候""月水不通无子候""子脏冷无子候""带下无子候""结积无子候"等进行详述。金元时期，朱震亨提出行湿燥痰法治疗不孕症，《丹溪治法心要·卷七》云："肥者不孕，因躯脂闭塞子宫而致，经事不行……瘦者不孕，因子宫无血，精气不聚故也。"明代万全在《广嗣纪要·择配篇》中提出了"五不女"和"五不男"，认为不孕症可由生殖道解剖异常引起，这在封建礼教盛行的明代实属难得。张景岳在《妇人规》中说"不知产育由于血气，血气由于情怀，情怀不畅，则冲任不充，冲任不充，则胎孕不受"，指出心理因素和不孕症密切相关。清代王清任《医林改错》重视活血化瘀治疗不孕，认为少腹逐瘀汤"种子如神"，称其为"调经种子第一方"，并创对经服药法，即自月经来潮之日起连服五天以祛瘀生新、调经种子治疗。《傅青主女科》

将不孕归结为"身瘦不孕""胸满不思饮食不孕""下部冰冷不孕""胸满少食不孕""少腹急迫不孕""嫉妒不孕""肥胖不孕""骨蒸夜热不孕""腰酸腹胀不孕""便涩腹胀足浮肿不孕"十种，并依法立方，书中经典名方开郁种玉汤、养精种玉汤等对现今不孕不育的治疗亦有较大的指导意义。

当代医家汲取前人经验，在临床实践中不断继承创新。罗元恺教授推崇肾主生殖的理论，率先提出"肾—天癸—冲任—子宫轴"的学术观点，认为女性不孕常见肾虚、气滞血瘀、痰湿内阻等证型，并着重调经，即所谓的"经调而后子嗣"；如月经的期、量、色、质均正常且无痛经者，通常是有正常排卵之征，乃受孕的首要条件。

刘奉五先生认为女子不能受孕，主要由肾气不足、精亏血少、胞宫虚寒、阴虚血热以及肝气郁滞，冲任气血失调所致。无排卵性月经的病理实质是血虚肾寒，在治疗上以养血温肾为主，又要照顾到其他兼证。

夏桂成教授在中医理论上结合易学中的太极、八卦、子午流注等理论，形成了"生殖、生理中的圆运动生物钟节律"及"调理月经周期法"治疗不孕症的方法。他认为血、阴、精（卵）对于生殖至关重要，它们虽来源于先天肾，但需得后天水谷之滋养，同时在演变滋长的运动过程中，与心—肾—子宫生殖轴、任督循环圈，以及肝脾血气等调节机能有关。无排卵或排卵障碍性不孕多因肾阴不足、癸水不充、肾中精（卵）无以充养，故发育受阻，夏桂成教授强调治疗用补肾调周之法，提出月经与阴阳消长转化的月节律变化有关。

韩冰教授提出了以补肾调冲法治疗不孕症。补肾，实则包括补五脏六腑之虚损，常用"血肉有情"之品以"填精补髓"；调冲，小指疏泄肝木，大则从整体着眼调气血阴阳，使肝恢复常态，进而使全身功能恢复正常，共达调经之功，为"种子"打下良好基础。

朱南孙教授认为不孕症病因复杂，但其病之根本在于肾虚。肾阴亏乏、精血不足，不能滋养卵子生长；肾阳不充、肾气衰惫，不能鼓动卵子排出。排卵障碍以虚证居多，即使确系实证，亦应注意疾病消耗人之正气。治疗不孕症应"重在补肾，贵在养血，妙在调肝，功在疏通"，并应重视随月经周期的变化调整用药。

柴嵩岩教授针对女性月经与生殖生理关系密切的三大要素——血海、胞宫、胎元，创立"水库论""土地论""种子论"之"妇人三论"学术思想，滋养肝肾以助卵，健脾疏肝以播种，滋阴养血以育胎。

从古至今，中医对不孕症的研究是一个不断发展、逐步完善的过程，历代医家的探索研究为现代中医治疗不孕症的发展奠定了坚实的基础。

二、不孕症核心病机

脏腑—气血—经络失调乃不孕症之核心病机，人体是以脏腑为核心，又由经络将内在之脏腑与外在之四肢九窍等组织联系在一起的整体，气血通过经络系统运行周身，循环不休。气血充和既是脏腑功能强盛与经络通畅的外在表现，也是保障脏腑正常功能的物质基础。女子生理功能之经、带、孕、胎、产、乳皆以血为本，以气为用，遂不孕症虽病位在胞宫，却与全身脏腑—气血—经络状态息息相关。脏腑—气血—经络充和既是顺利得孕的重要条件，也是优生优育的前提要求，如

《褚氏遗书》曰："阴阳气完实而后交合，则交而孕，孕而育，育而为子，坚壮强寿。"

诸脏腑中，尤以肾、脾、肝在维持女子生殖功能中最为重要。肾为"先天之本"，主生殖及生长发育，是发动元阳、滋养元阴、产生天癸精微的根本。《景岳全书》有言："小儿于初生之时，形体虽成而精气未裕，所以女必十四，男必十六而后天癸至。天癸既至，精之将盛也。天癸未至，精之未盛也。"说明肾气充盈与否决定天癸的至与不至。肾精不仅有先天源于父母之精，还包含后天源于水谷精微经脾胃运化生成的精气，脾胃为后天之本，气血生化之源，在脾的运化传输作用下水谷精微化精，以后天补先天，同时脾胃健旺，水谷精微受纳输布有秩，气血生化有源，精血充盈，胞宫得以濡养，易于摄精容物。脾主统血、运化水湿，血水转化正常，湿浊难生，如改良沼泽之地，万物可生，摄精容物，以利胎元根深繁茂。肾与脾提供物质基础，人体周身的气机周流还需肝脾协调。肝主疏泄，女子以肝为先天，肝在生殖系统中也发挥重要作用，《济阴纲目》云："婢妾多郁，情不宣畅，经多不调，故难成孕。"女性易感忧思、焦虑、怒恐等负面情绪，形成肝郁状态，肝失疏泄，气机郁滞，气血失和，胞宫冲任不濡，经水不调，胎孕难成。《傅青主女科·种子》也有类似的论述："妇人有怀抱素恶不能生子者……肝气郁结……必下克脾土而致塞……腰脐之气必不利……带脉之气既塞，则胞胎之门必闭，精即到门，亦不得其门而入矣。"而现代女性由于社会角色的转变，承受的来自家庭、工作、社会方面的压力逐渐增加，肝郁导致的不孕增多，这一现象正逐渐得到各个领域学者的重视。

　　冲、任、督脉是精气血运行的通路，保障男女之精行至胞宫，同时濡养胎元。三条经络均起自胞宫，同出于会阴而异行。冲脉可以调节五脏六腑、十二经脉的气血，其与少阴大络起于肾下，又与足阳明胃经会于气街、合于宗筋，输布后天水谷精微，先后天精气汇聚于冲脉，故"太冲脉盛，月事以时下，故有子"；任脉之任是谓"妊养"之意，为"阴脉之海"，在胸部与六条阴经相互贯通，与冲脉交于天突、廉泉，又分别与肾、肝、脾三条经络交于曲骨、中极、关元，总司全身精血津液，"冲为血海，任主胞胎"二者相资；督脉总督一身之阳气，《素问·空骨论》有"督脉为病……其女子不孕"之言，督脉可调节各阳经气血，其循行在下络肾，上入络脑，维系一身元气温煦胞胎。以上三脉均源于胞宫，冲脉调节气血，任脉得各脏腑精血，与冲脉协调，又得督脉元阳之气的温煦推动，三者协调互用，共助胎孕。

　　经络与脏腑关系密切，冲任起于肝肾，脾胃化生经络气血，肝脾调畅气机以助气行血，气血汇聚共注胞宫，胞宫为奇恒之腑，为纳精成胎之处，藏泻有度方可正常孕育，"精满则子宫易于摄精，血足则子宫易于容物，皆有子之道也"（《傅青主女科》）。肾气充足，经络通畅，气血充沛，胞宫温暖，则胎得养，孕乃成。反之，脏腑—气血—经络失调，肾精不充则精弱卵稀，胎孕难成；肾气不固则胎元不固；脏腑气血衰少则无法濡养胎元；经络气血运行不畅，津液凝结不通，湿浊痰瘀丛生占据胎处，致胎屡孕屡堕。概而述之，不孕症是机体脏腑—气血—经络失调的表现，也是脏腑—气血—经络失调的后果，辨别病之所在，调和气血阴阳，则胎孕自得。

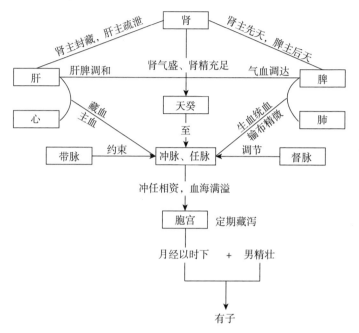

图1-2　脏腑-气血-经络与孕育关系图

三、不孕症常见病理因素

《女科经纶》云:"妇人不孕,有痰饮、积血、脂膜,为实邪有余之病也。"《医宗金鉴·女科要旨》亦云:"不子之故伤冲任,不调带下经漏崩,或因积血胞寒热,痰饮脂膜病子宫。"由此可见,湿浊、瘀血是导致不孕的常见病理因素。

(一)湿浊

湿为阴邪,其性趋下,易伤阴位;湿性重浊、黏滞,易壅滞胞宫,损伤冲任带脉。湿邪缠绵难愈,易合他邪,湿并寒为寒湿,郁久可化湿热,混合败精、浊脂为湿浊,合毒邪为湿毒，凝炼为痰湿。

湿邪既属于外感六淫之一，也是内生五邪之一。外湿多与气候环境有关，如气候潮湿或久居湿地，或经期产后冒雨涉水，湿邪内渗；或于不洁房史、经期产后、手术创伤之时，湿邪趁虚入侵，困阻胞宫。外湿会进一步损伤脾肾阳气，干扰正常的排精化气功能，湿邪留滞体内日久，又可随体质的阴阳盛衰而发生寒化或热化。

内湿又称湿浊内生，主要责之于肾、脾的水液代谢功能异常。"肾者，胃之关也，关门不利，故聚水而从其类也。"肾主水，为水脏，体内水液有赖肾阳的蒸腾气化，才能正常运行敷布排泄，肾阳虚则行水化气无力，脂膜湿浊壅遏胞宫。"诸湿肿满，皆属于脾"，脾主运化，脾虚则运化功能失职，水湿为患。脾阳虚则土不制水，水谷不化精而化浊，湿浊下注胞宫，壅滞血脉，致使冲任不利，无法成胎。哈荔田教授曾指出，若脾阳不振，寒湿凝滞，行经期间，气血运行不畅，体液调节障碍，则水湿泛溢肌肤。因此，肾为水之本，脾为水之制，一司开阖，一主运化。若脾肾不足，气中阳衰，轻则阳长不及，重阳不能延续，胞宫失于温煦及藏固；重则有阴无阳，湿邪重生，胞宫内湿浊瘀滞不化，占据血室，令胚胎无容身之地。

（二）血瘀

血瘀是指血液停积、血流不畅或停滞，血液循环障碍的发生、发展及继发变化的病理过程。脏腑功能失调，气血失和，感受寒、热、湿邪，经期产后余血未净，房事不节，以及出血、久病、手术因素等均可导致血瘀；而血瘀形成后又可成为致病因素，影响疾病的发生发展。因此，血瘀既可以是致病因素，又可以是病理结果。在妇科临床上，女子以血为用，气血同源，往往易于致瘀。但切不可不问缘由，盖以活血化瘀甚或破血逐瘀治之。唯应辨明血瘀形成之缘由，从根本病因治之，方可杜绝后续血瘀的形成。例如寒凝所致的血瘀，应温阳驱寒，振奋阳气，方可祛除血瘀；气血不足而致瘀，则当补气养血，推动血行，瘀亦自除。若一味活血化瘀，反而损伤正气，使正虚邪恋。

对于不孕症而言，瘀血与其亦有关联。《针灸甲乙经》曰："女子绝子，衃血在内不下。"《诸病源候论》引《养生方》说："月水未绝，以合阴阳，精气入内，令月水不节，内生积聚，令绝子，不复产乳。"血主濡之，水谷精微充养血脉进而输布经络脏腑。但瘀阻冲任，胞宫失去气血的充养无以养胎；瘀滞胞宫，癥瘕积聚占据胎处而难以容胎。因此，祛瘀生新是不孕症治疗的一大关键。而祛瘀生新的最佳时机为月经期，此期重阳转阴，胞宫由满盈而泻溢，瘀血可随之倾泻而出。但若机体脏腑功能失调、气血失和或外界不良刺激（如经期同房、手术感染等），导致瘀血不能顺利排出，则瘀血逐渐占据胞宫子处，并影响下个周期的阴长过程。故王清任创制了少腹逐瘀汤，称该方为"调经种子第一方"实不为过。

另外，瘀血致病常裹挟其他致病因素，如气滞血瘀、寒凝血瘀、瘀热互结、湿瘀互结等。在不孕症中，湿邪及瘀血常相互影响，湿瘀互结或痰瘀互结，不能启动氤氲乐育之气而不孕。国医大师夏桂成教授提出"湿浊样血瘀"的概念，认为其是由经血中湿浊样有害物质夹以血瘀形成，常因刮宫手术，或者行经不注意卫生、不洁性交等，使湿邪乘虚入侵，与经血中原有水湿瘀血相交而成，久而瘀浊内留，易成顽疾。故夏老提倡于患者行经期应加入助阳药，使陈旧瘀浊、血液、脂膜排出，利于下一周期的受孕。

四、月经失调与不孕

对于女子而言，月经的正常来潮是成功受孕的前提条件，是生殖能力的体现。如《素问·上古天真论》中所言："……二七而天癸至，任脉通。太冲脉盛，月事以时下，故有子……七七，任脉虚，太冲脉衰少，天癸竭，地道不通。故形坏而无子也。"后《女科要旨》曰："妇人无子，皆由经水不调……种子之法，即在于调经之中。"《陈素庵妇科补解》说："妇人诸病，多由经水不调。调经，然后可以孕子，然后可以却疾，故以调经为首，序以安胎、保产之前。"众多古代医家都已认识到"种子必先调经"之理。月经周期阴阳彼此消长，"有形"与"无形"有序转换，是成功种子育胎的必要条件：①经后期，阴血在阳气的温煦下生长化精，充盈血海，具体表现为卵泡募集生长，内膜增殖变厚。②经间期，阴气已化成熟之"精"，此时重阴转阳，在阳气的推动下完成排卵，此为乐育之时，是"两精相搏"之期；而后结合之精在阳气的推动下入胞宫扎根，在肾阴与天癸的滋养下可成功受孕，若未孕，则败精化浊，随下次月经排出。③行经期为重阳转阴之时，此时机体内阳气旺盛，充分达到重阳以助人体排出陈旧瘀浊、脂膜、败精，利于下一周期的受孕。

临床上问诊时应关注患者的月经情况，包括有无月经先期、后期、先后不定期、崩漏、闭经等；有无月经量过多、过少；有无月经色淡质稀、色暗质黏、血块、夹杂水液等；有无痛经、乳房胀痛、经行头痛、经行泄泻等；有无排卵期特殊带下分泌，有无排卵期出血及排卵痛等，然后辨证治疗，往往能起到经调则自孕的功效。如蔡小荪教授提到子宫内膜异位症的部分患者，常经来过多如注，或腹部剧疼，用化瘀活血调经法，症状好转后，遂即受孕。另外，如排卵期出血患者，往往由于湿热瘀结，扰动血海，用清热利湿化瘀法治疗后，排卵期出血症状消失后，患者则自然受孕。刘奉五教授曾治疗一不孕症伴有排卵期出血，同时伴有少腹冷痛患者，开始用温宫散寒法治疗，但是效果不理想，后来进一步分析病情，判断其为真热假寒之证，故给予清热利湿法治疗，排卵期出血症状消失，其后患者自然受孕。

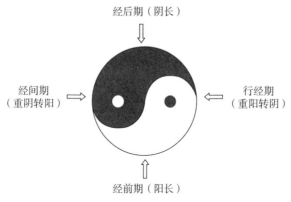

图1-3　月经周期阴阳消长图

在不孕症患者中，部分女性表现为月经周期逐渐缩短，时或提前2~3天，甚则提前至3周一行经，这时应警惕其为卵巢储备功能减退。在卵泡监测过程中可发现双侧卵巢窦中的卵泡数目减少，卵泡提前发育，排卵提早；而在体外受精胚胎移植（in vitro fertilization and embryo transfer，IVF-ET）促排过程中可发现患者卵子数量减少，质量差，致使妊娠率大大降低。中医辨证则多为热证或虚证，热证包括虚热及实热者，如《傅青主女科》云："先期而来多者，火热而水有余也；先期而来少者，火热而水不足也。"虚证多责之于脾肾气虚。通过中医辨证来调整月经周期，实则起到改善卵巢储备功能、促进妊娠的作用。

五、孕育时机的把握

孕者，运也。择适当时机成功为好运，对于孕育，也应把握时机。时机有三：一为适龄，《褚氏遗书》强调了"男必三十而子""女必二十而嫁"，则"阴阳气完实而后交合，则交而孕，孕而育。育而为子，坚壮强寿"；否则"未笄之女"结婚，必交而不孕，孕而不育，育而子脆不寿。适龄婚育对优生优育十分重要，此时男女正当肾气盛时，身体素质与配子质量均较高，受孕概率高，下一代的身体素质也较好。二为适时，《济阴纲目》云："天地生物，必有氤氲之时，万物化生，必有乐育之时，猫犬至微，将受娠也，其雌必狂呼而奔跳，以氤氲乐育之气触之而不能自止耳，此天然之节候，生化之真机也。"当时便提出"的候"之名称，与现在排卵期有异曲同工之妙。男精至，女卵出，择"的候"而合阴阳，利于受孕。三为释怀，心态宜平和。不孕症患者受到来自家庭、社会多方面的压力，容易处于紧张焦虑的情绪中，致肝郁气滞，《妇人规》认为"不知产育由于血气，血气由于情怀，情怀不畅则冲任不充，冲任不充则胎孕不受"，所以临床上需给予患者及时的心理干预，鼓励患者正常生活，转移注意力，保持愉悦心情，必要时予安神解郁之中药或西药辅助治疗，以助孕保胎。

六、病因

（一）外感六淫

外感包括手术创伤、房事不洁、经期淋雨涉水、乘风取冷等，外来邪气趁机侵袭，其中以湿、寒、浊最能致病，又以湿最为多见。湿性趋下，易袭阴位，滞留下焦之盆腔、胞宫、输卵管等，引发炎症、粘连阻塞等问题；湿寒之邪趁虚入侵胞宫，血得寒则凝，湿窜入络则成瘀，或郁而化湿热，寒、湿、热、瘀混为浊邪占据胞宫，导致胞宫容胎受孕能力下降。

（二）内伤七情

《素问·举痛论》云："怒则气上，喜则气缓，悲则气消，恐则气下……惊则气乱……思则气结。"郁怒伤肝，思虑伤脾，惊恐伤肾。七情分属五脏，情志过激，轻则扰乱气机，重则干扰脏腑功能，尤其是干扰肝脾肾的正常功用，导致气血失和，冲任失司，女子不易受孕。

（三）生活失度

《诸病源候论·妇人杂病诸候》中指出："子脏冷无子者，由将摄失宜，饮食不节……或劳伤过度……结于子脏，子脏则冷，故无子。"现代女性由于生活方式的变化，贪食饮冷，暴饮暴食，起居失常，暗耗精血，气机不畅，难以成孕。

（四）体质禀赋

早在明代，万全在《广嗣纪要·择配篇》中提出了"五不女"的观点："一曰螺，阴户外纹如螺蛳样，旋入内；二曰文，阴户小如箸头大，只可通，难交合，名曰石女；三曰鼓，花头绷急似无孔；四曰角，花头尖削似角；五曰脉，或经脉未及十四岁而先来，或十五六岁而始至，或不调，或全无，此五种无花之器，不能配合太阳，焉能结仙胎也哉？""螺"类似于先天阴道不完全横膈；"文"为先天性阴道狭窄；"鼓花头"为处女膜闭锁；"角花头"为阴蒂过长；"脉"属月经不调，或可引起不孕。现代也发现一部分不孕症患者由于先天基因异常或解剖结构异常难以受孕，此类不孕症患者因先天体质禀赋，治疗尤为困难，如张景岳在《妇人规》中指出"不生不毛者，出于先天之禀赋，非可以人力为也"。

七、辨证论治

《景岳全书·妇人规·子嗣类》言："种子之方，本无定轨，因人而药，各有所宜。故凡寒者宜温，热者宜凉，滑者宜涩，虚者宜补，去其所偏，则阴阳和而生化著矣。"临床上治疗不孕症应灵活辨证论治，因人立方，协调阴阳。主要根据月经、带下、全身症状及舌脉等综合分析，以虚实为基，审脏腑、冲任、胞宫之病位，辨气血、寒热之变化。临床上常见证型为脾肾阳虚证、肝肾阴虚证、肾虚肝郁证、肾虚血瘀证、痰湿阻滞证。

（一）脾肾阳虚证

临床症状：婚久不孕，月经后期，质稀量少色淡，甚则闭经。腹冷肢寒，性欲淡漠，小便频数或失禁，面色晦暗，食少纳呆或暴饮暴食，食后胃脘不适，绵绵作痛或觉饮食不消，遇冷加重，大便溏。

舌脉：舌色淡苔白略腻，有齿痕，脉沉细。

治法：温肾健脾，调补冲任。

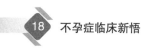

常用方：温胞饮（《傅青主女科》）。

药物：白术、巴戟天、人参、杜仲、菟丝子、山药、芡实、肉桂、附子、补骨脂。

若兼见小便清长，夜尿多者，加益智仁、桑螵蛸补肾缩小便；性欲淡漠者，加紫石英、肉苁蓉温肾填精；血肉有情之品如紫河车、龟甲、鹿茸等，有补肾益精、通补奇经之效，可适时加味。

（二）肝肾阴虚证

临床症状：婚久不孕，月经先期，量少，色红质稠，甚或闭经，或带下量少，阴中干涩；腰酸膝软，头晕耳鸣，形体消瘦，五心烦热，失眠多梦。

舌脉：舌淡或舌红，少苔，脉细或细数。

治法：滋肾养血，调补冲任。

常用方：左归丸（《景岳全书》）合二至丸（《扶寿精方》）。

药物：熟地黄、枸杞子、酒萸肉、牛膝、龟甲胶、鹿角胶、菟丝子、山药、女贞子、墨旱莲。

若兼见面色萎黄、头晕眼花者，加龟甲、紫河车填精养血；五心烦热、午后潮热者，加地骨皮、牡丹皮、知母滋阴清热。

（三）肾虚肝郁证

临床症状：婚久不孕，月经先后不定期，量或多或少，色暗，有血块，经行腹痛，乏力，腰膝酸软，头晕耳鸣，或经前胸胁、乳房胀痛，情志抑郁，或烦躁易怒。

舌脉：舌淡红，苔薄白，脉沉弦。

治法：疏肝解郁，补肾调经。

常用方：定经汤（《傅青主女科》）。

药物：柴胡、菟丝子、白芍、当归、熟地黄、茯苓、山药、荆芥穗。

若兼痛经较重者，加延胡索、生蒲黄、山楂化瘀止痛；心烦口苦者，加栀子、夏枯草清泄肝热；胸闷纳少者，加陈皮、砂仁健脾和胃；经前乳房胀痛明显者，加橘核、青皮、玫瑰花理气行滞。

（四）肾虚血瘀证

临床症状：婚久不孕，月经后期，量或多或少，色紫黑，有血块，可伴痛经；平素小腹或少腹疼痛，或肛门坠胀不适。

舌脉：舌质紫暗，有瘀斑瘀点，脉弦涩。

治法：补益肾气，活血调冲。

常用方：归肾丸（《景岳全书》）合桂枝茯苓丸（《金匮要略》）。

药物：当归、熟地黄、茯苓、枸杞子、酒萸肉、山药、杜仲、菟丝子、桂枝、芍药、桃仁、牡丹皮。

若兼见小腹冷痛者，加吴茱萸、乌药温经散寒；经血淋漓不止者，加茜草、三七粉化瘀止血；下腹结块者，加鳖甲散结消癥。

（五）痰湿阻滞证

临床症状：婚久不孕，形体肥胖，月经后期，甚或闭经，带下量多，色白质黏；胸闷呕恶，心悸头晕。

舌脉：舌淡胖，苔白腻，脉滑。

治法：燥湿化痰，理气调经。

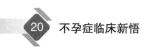

常用方：苍附导痰汤（《广嗣纪要》）。

药物：苍术、香附、枳壳、陈皮、茯苓、胆南星、半夏、炙甘草等。

若兼面色萎黄、纳差便溏等脾虚证候，加党参、黄芪；兼见腰膝酸软、畏寒肢冷、夜尿频多等肾阳虚证候，加杜仲、续断；带下量多者，加芡实、金樱子固涩止带；胸闷气短者，加瓜蒌、石菖蒲宽胸利气；心悸者，加远志祛痰宁心；月经后期，闭经者，加丹参、泽兰养血活血通经。

第三节　中药调周疗法

助孕者先调经，月经周期的调整，既要遵从阴阳转化规律，也要调理冲任气血。通常把月经第一天到下次月经来临的第一天称作一个月经周期，每一个月经周期平均为28~35天，在此期间，西医学认为卵巢由卵泡期至排卵期再至黄体期的变化，子宫内膜可以产生月经期、增生期和分泌期的变化，每个周期循环反复。中医妇科学将月经周期分为四期：行经期、经后期、经间期、经前期。

一、行经期

重阳转阴，除旧方可生新，需因势利导，助其达到重阳。治以温经活血，方以少腹逐瘀汤或血府逐瘀汤加减。

二、经后期

阳消阴长，肾水、天癸、阴精、血气等渐复至盛，此时期血海有亏，且卵泡生长、胞宫充盈都需要阴精滋养。治以养血填精，补益冲任，方以归芍地黄汤或养精种玉汤为基础方，并酌加补肾温阳药物，意为阳中求阴。

三、经间期

此为重阴必阳之际、阴阳氤氲之期，阴转阳，精化气，治以补肾为主，同时佐以理气活血以助排卵，可用艾附暖宫丸或右归丸加减。

四、经前期

此时阴阳已至俱盛，阳长阴消向重阳转化，保持阳长状态还要注意祛除存留于胞宫的痰脂瘀浊以备种子育胎，重在温补肾阳、疏肝化浊，方用自拟温阳化浊方加减。

第四节　辨病与辨证相结合

临床上首应辨明女性不孕症患者的不孕类型归属于排卵障碍性不孕、盆腔因素性不孕还是不明原因性不孕。

西医学认为排卵障碍的主要疾病包括多囊卵巢综合征、高泌乳素血症、卵巢早衰、卵巢功能减退、低促性腺激素性腺功能不良、黄素化卵泡不破裂综合征等疾病。以多囊卵巢综合征最为多见，其常见证型包括脾肾阳虚证、肝肾阴虚证、肾虚血瘀证、肾虚痰湿证、肾虚肝郁证，治疗多以补肾疏肝健脾为主，诱导排卵期间可配合中药与针灸补肾促排联合治疗。

盆腔因素性不孕的主要疾病包括慢性输卵管炎、盆腔炎症、盆腔粘连、结核性盆腔炎、子宫内膜异位症、子宫内膜病变、子宫肌瘤等。对于输卵管炎性病变，中医证型以肾阳亏虚为根本，寒湿凝滞证最为常见，湿热瘀结证、肝郁脾虚证次之。对轻中度患者予中医辨证施治，中药内外兼治，利于输卵管功能的修复，提高患者的妊娠率；对重度患者可采取手术治疗或行辅助生殖技术助孕。对于子宫内膜异位症所致不孕症，"虚"是"瘀"产生的根本原因，其中多以肾虚为主，临床常见肾虚血瘀证、寒湿瘀结证、湿热瘀结证及痰瘀互结证4种证型，常用方包括少腹逐瘀汤、小柴胡汤、桂枝茯苓丸等，临床上对于不孕年限短、巧克力囊肿剥除术后、卵巢功能较好的轻度内异症患者，配合使用中药及针灸治疗，结合诱导排卵治疗或宫腔内夫精人工授精术（Intrauterine insemination，IUI）治疗，若年龄超过35岁，试孕6个月，仍未成功妊娠者，建议行手术或辅助生殖技术治疗。

还有10%~30%的病例，经检查女方排卵正常，双侧输卵管通畅，男方精液未见异常，然而一年以上未孕者，称之为不明原因不孕症（Unexplained infertility，UI）。本病可能与免疫性因素、隐性输卵管因素、受精障碍、潜在的卵母细胞质量异常、遗传缺陷等因素有关，因其原因不明，多采用期待疗法或建议行辅助生殖技术治疗。中医认为UI病机之本在肾虚，又与肝、脾密切相关，常见证型包括肾虚血瘀证、阴虚火旺证、气滞血瘀证、湿热瘀结证，在以补肾填精、疏肝解郁中药治疗的基础上，重视情志致病及心理疏导。

临床上辨病与辨证相结合，衷中参西，在明确现代病因、采取西药针对性治疗方案的同时结合中医辨证论治，可增强临床疗效，减轻相应的副作用，二者相互补充、相互促进，利于不孕症患者的治疗。

第五节　中医优势病种

中医用朴素的理论认识将胚胎比作种子，将子宫内膜比作孕育种子的土壤。在改善卵子质量，提高卵巢功能，以及改善子宫内膜容受性方面，中医药治疗具有一定的特色及优势。

一、卵巢储备功能减退

卵巢储备功能减退指卵巢内储备的卵母细胞数量减少及质量下降，代表女性生育潜能的降低，是导致女性不孕症的原因之一。目前临床上多采用诱导排卵药物、生长激素、脱氢表雄酮（DHEA）、辅酶Q10等方式提高卵巢储备功能以降低患者的妊娠率，但目前尚未发现公认可改善卵巢功能的药物。中医理论认为肾为先天之本，藏五脏六腑之精气，是生命活动之根、生殖繁衍之本。随着年龄的增长，肾气、天癸逐渐衰竭，胞宫失于滋养，是影响女性生育的根本原因。卵子数量、质量的下降是肾之精气亏虚、天癸难以满至的表现。脾主运化，为后天之本，气血生化之源，脾肾互根互生，肾中之精有赖于脾胃所化生的后天之精充养，脾胃健运，肾精方可充盛溢泻，因此临床治疗此病多以补肾健脾为主。研究显示，补肾健脾类药物可以通过调节下丘脑—垂体—卵巢轴的神经内分泌，平衡女性激素水平，改善卵巢储备功能，进而改善卵巢储备功能减退患者的临床症状，提高其临床妊娠率及改善IVF-ET后的妊娠结局。笔者临床中多以温肾健脾法治疗卵巢储备功能减退患者，立足于女性月经的生理特点、着眼于女性妊娠的中医机理，温肾以醒脾，补脾以充肾，全周期以补肾为本，并注重养肝、扶脾、宁心安神、温阳固本，临床效果较佳。

二、子宫内膜容受性不良

子宫内膜容受性是指子宫内膜在特定时期允许配子黏附、侵入并且成功种植的能力，良好的子宫内膜容受性是辅助生殖技术中胚胎成功种植的关键。引起子宫内膜容受性不良的常见疾病包括子宫内膜炎、子宫内膜增生、子宫内膜息肉、黏膜下肌瘤、宫腔粘连等，西医学常对症采用抗炎、改善子宫内膜血流、宫腔镜下去除病变、内膜机械刺激疗法、药物抑制子宫内膜收缩、调节母胎免疫容受性等治疗方法，以上方法对反复种植失败患者的妊娠结局有一定的改善作用，但目前尚并无公认的、统一有效的辅助治疗方案。根据月经分期理论，"种植窗"正处于经间期，此时为重阴转阳之时，"两精相搏"之期，胞宫在阳气的温煦下达到最适合孕育胚胎的状态，这与西医学的"子宫内膜容受性"有异曲同工之妙。阳虚是子宫内膜容受性不良之源，常与脾肾不足有关。肾主精，脾统血，《傅青主女科》言："精满则子宫易于摄精，血足则子宫易于容物，皆有子之道也。"脾肾功能下降是胞宫摄精容胎能力下降的根本原因；同时，脾肾阳虚，气推动之力减弱，导致湿、浊、痰、瘀等病理产物丛生，这些病理产物性质稠厚趋下、黏滞胶着、秽浊腐败，多壅滞血脉，在西医学视角下多表现为子宫内膜炎症、息肉、增生、宫腔粘连等情况。子宫内膜容受性不良的病机多为脾肾阳虚、湿浊内蕴，临床上采用温阳化浊法进行治疗，温肾健脾，提振阳气，气机畅达，则水谷精微受纳输布有序，精血充盈，胞宫得以濡养，易于摄精容物；而湿、浊、痰、瘀无以为生，优化内膜环境，内膜规律荣脱，月事以时下，为媾精置种做准备。

第六节　辅助生殖技术中的中药应用

中医药治疗方案应配合辅助生殖技术治疗周期进行，术前建议患者进行2~3个周期的中医药治疗，在没有大量激素类药物干预的情况下，调整患者基础状态。首重调经助孕，治疗月经病及基础疾病，纠正紊乱的内分泌，改善机体受孕环境；二是调节脏腑偏颇，使患者在辅助生殖技术治疗前达到气血、阴阳、脏腑的平和状态；三是调周疗法，促使阴阳相贯，稳健肾—天癸—冲任—胞宫轴的作用，为进入周期做准备。正式进入试管周期后，患者会接受激素类药物的干预，中药治疗应当根据试管不同周期的变化，发挥助孕安胎之功。

一、降调节期

本期治疗以平补冲任、宁心安神为主。慎用过于滋补或温补的药物，并且不应过多使用具类激素样作用的药物，以免干扰试管进程。常用药物：黄芪、党参、茯苓、炒白术、山药、麦冬、五味子、鹿角霜、酸枣仁、栀子、朱砂、合欢皮等。

二、控制性卵巢刺激期

本期治疗以滋肾调冲、养血填精为主，可以酌选"血肉有情之品"，有利于卵子的发育。常用药物：生黄芪、党参、菟丝子、续断、鹿角片、紫河车、女贞子、制首乌、阿胶珠、黄精、石斛等。

三、取卵期

本期治疗以温补肾阳、调达肝气为主，使卵泡能够顺势而出。常用药物：巴戟天、杜仲、肉苁蓉、紫石英、香附、川楝子、延胡索、丹参等。若出现了卵巢过度刺激综合征，中药以利水滋阴之法，常用药物：玄参、生地黄、麦冬、青皮、茯苓、白术、薏苡仁、陈皮、大腹皮、泽泻、枳壳等。

四、移植期

本期治疗以补肾健脾、强健黄体为主。胚胎移植后，肾气充盛、阴阳平衡是维持妊娠的关键，当及时"固胎"。常用药物：生黄芪、党参、茯苓、炒白术、菟丝子、续断、杜仲、桑寄生、山药、阿胶、女贞子等。

五、确定妊娠后

本期治疗应以补肾安胎为根本大法。患者到了此期，常呈现心肾不交的状态，即肾阴亏耗，而心火独盛于上，需在安胎的基础上少佐交通心肾之法。常用药物：桑寄生、续断、菟丝子、杜仲、苎麻根、苏梗、党参、阿胶、黄芩、山药、砂仁等。

参考文献

［1］谢幸，苟文丽.妇产科学.第8版.北京：人民卫生出版社，2013.

［2］中华医学会生殖医学分会.不明原因不孕症诊断与治疗中国专家共识.《中华医学会生殖医学规范指南》中国行学术巡讲

会议.2018.4.

［3］胡琳莉，黄国宁，孙海翔，等.促排卵药物使用规范（2016）.生殖医学杂志，2017，26（4）：302-307.

［4］陈子江，刘嘉茵，黄荷凤，等.不孕症诊断指南.中华妇产科杂志，2019，54（8）：505-511.

［5］张玉珍，罗颂平.罗元恺教授论治不孕不育症学术经验介绍.新中医，2002，（4）：7-9.

［6］北京中医医院，北京市中医学校.刘奉五妇科经验.人民卫生出版社：北京，2006：250-251.

［7］钱菁.调周法治疗不孕症——夏桂成教授临证思路.中华中医药学会（China Association of Chinese Medicine）.全国中医妇科第七次学术研讨会论文汇编.中华中医药学会（China Association of Chinese Medicine），2007：3.

［8］温明晓，魏慧俊，夏天.韩冰补肾调冲法治疗不孕症经验.四川中医，2013，31（1）：3-4.

［9］赵莉，赵莉，张飞宇，等.朱南孙教授治疗不孕症经验介绍.新中医，2009，41（6）：5-6.

［10］滕秀香，佟庆.柴嵩岩论血海、胞宫、胎元与女性生殖.辽宁中医杂志，2015，42（5）：955-956.

［11］孙若芸，杨慧，高慧，等.肝郁与女子不孕关系之探讨.天津中医药，2018，35（9）：675-677.

［12］庞震苗，张玉珍.不孕症与肝郁关系的探讨——附200例临床资料.江苏中医药，2002（11）：17-19.

［13］刘铁平.古代中医名家冲任学说思想研究.哈尔滨：黑龙江中医药大学，2012.

［14］谈勇.中医临床家夏桂成.北京：中国中医药出版社，2001：

30.

[15] Ray A, Shah A, Gudi A, et al.Unexplained infertility: an update and review of practice. Reprod Biomed Online.2012, 24（6）: 591-602.

[16]刘淑文，张淑霞，刘玉双，等.不孕症的病因病机分析.实用妇科内分泌电子杂志，2019，6（12）：70.

[17]Practice Committee of the American Society for Reproductive Medicine. Testing and interpreting measures of ovarian reserve: a committee opinion. Fertil Steril, 2015, 103: e9-e17.

[18] Kyrou D, Kolibianakis EM, Venetis CA, et al.How to improve the probability of pregnancy in poor responders undergoing in vitro fertilization: a systematic review and meta-analysis.Fertil Steril, 2009, 91（3）: 749-766.

[19]Duffy JM, Ahmad G, Mohiyiddeen L, et al. Growth hormone for in vitro fertilization. Cochrane Database Syst Rev, 2010,（1）: CD000099.

[20]许晓璐，刘芸. 脱氢表雄酮在卵巢储备功能减退患者中的应用研究进展.生殖医学杂志，2017，26（4）：382-386.

[21]张媛媛，杨小龙，薛娟，等.辅酶Q10联合克龄蒙治疗卵巢功能减退的疗效及对患者卵巢内分泌功能的影响.中国妇幼健，2017，32（24）：6101-6103.

[22]陈丽霞，黎燕华，梁晓云，等.补肾健脾法对卵巢功能围早衰患者卵巢储备功能影响的临床研究.中国临床研究,2013,26（1）：73-74.

[23]李慧芳.补肾脾膏方配合芬吗通治疗脾肾两虚型卵巢储备不足的临床研究.南京：南京中医药大学.2016.

［24］张越.补肾温阳方对卵巢储备功能减退不孕症患者进行预处理及促排卵结局的临床研究.南京：南京中医药大学，2018.

［25］苍荣，夏天，王宝娟.韩冰教授运用补肾调冲方治疗卵巢储备下降性不孕症经验介绍.云南中医中药杂志，2012，33（4）：7-8.

［26］许珂.疏肝补肾方对卵巢储备不良患者体外受精-胚胎移植妊娠结局的影响.河南中医，2018，38（12）：1890-1894.

［27］HERTIG AT，ROCK J，ADAMS EC. A description of 34 human ova within the first 17 days of development.Am J Anat.1956，98：435-493.

［28］Rashid NA，Lalitkumar S，Lalitkumar PG，et al. Endometrial receptivity and human embryo implantation. Am J Reprod Immunol 2011，66 Suppl 1：23-30.

［29］Kimura Fuminori，Takebayashi Akie，Ishida Mitsuaki，et al. Review：Chronic endometritis and its effect on reproduction.J Obstet Gynaecol Res，2019，45：951-960.

［30］El-Toukhy T，Sunkara SK，Coomarasamy A，et al.Outpatient hysteroscopy and subsequent IVF cycle outcome：a systematic review and meta-analysis.Reprod Biomed Online，2008，16（5）：712-719.

［31］Lorusso F，Ceci O，Bettocchi S，et al.Office hysteroscopy in an in vitro fertilization program.Gynecol Endocrinol，2008，24（8）：465-469.

［30］Gao MZ，Sun Y，Xie HL，et al. Hysteroscopy prior to repeat embryo transfer may improve pregnancy outcomes for asymptomatic women with repeated implantation failure.J Obstet Gynaecol Res，2015，41（10）：1569-1576.

［31］Dentali F，Ageno W，Rezoagli E，et al.Low-dose aspirin for

in vitro fertilization or intracytoplasmic sperm injection: a systematic review and a meta-analysis of the literature.J Thromb Haemost, 2012, 10（10）: 2075-2085.

［32］Sar-Shalom Nahshon Chen, Sagi-Dain Lena, Wiener-Megnazi Zofnat, et al. The impact of intentional endometrial injury on reproductive outcomes: a systematic review and meta-analysis.Hum Reprod Update, 2019, 25: 95-113.

［33］Li Jie, Chen Yang, Wang Anran, et al. A meta-analysis of atosiban supplementation among patients undergoing assisted reproduction. Arch Gynecol Obstet, 2017, 296: 623-634.

［34］Li S, Jing W, Yan C, et al.Intrauterine administration of HCG activated autologous human peripheral blood mononuclear cells（PBMC）promotes live birth rates in frozen/thawed embryo transfer cycles of patients with repeated implantation failure.J Reprod Immunol, 2017, 119: 15-22.

［35］姚元庆，王辉.反复种植失败的子宫内膜因素及对策.实用妇产科杂志，2018，34（5）: 326-328.

［36］谈勇.中医妇科学.北京：中国中医药出版社，2017：16.

［37］夏宛廷，曾倩.子宫内膜容受性不良的中医药对策.实用妇产科杂志，2019，35（2）: 97-99.

第二章　多囊卵巢综合征

第一节　西医概览

多囊卵巢综合征（polycystic ovary syndrome，PCOS）是青春期及育龄期女性最为常见的生殖内分泌紊乱性疾病之一。本病以长期无排卵或稀发排卵、卵巢多囊样改变、高雄激素血症或高雄表现（多毛、痤疮、黑棘皮症以及雄激素性脱发）为三大主症，核心病理生理变化为高雄激素血症和胰岛素抵抗。越来越多的研究发现多囊卵巢综合征不仅涉及生殖系统，而且还是一个复杂的多系统综合征，会引起多种代谢异常，包括糖脂代谢异常、心血管疾病危险因素增加等。不同种族、不同国家，多囊卵巢综合征发病率不尽相同，育龄期女性的发病率5%~10%，占无排卵性不孕症的50%~70%。

一、病因病理

多囊卵巢综合征病因与发病机制迄今尚未完全阐明，目前研究认为，该病可能由某些遗传基因变异与不良环境因素相互作用所致。研究显示，多囊卵巢综合征发病具有家族聚集性，而且主要以常染色体显性方式遗传，在一级亲属中更容易发生。不良环境因素包括个体饮食结构、生活方式及胚胎时期高雄激素的暴露等。此外，多囊卵巢综合征发生还与下丘脑—垂体—卵巢轴功能紊乱、精神和心理因素、胰岛素抵抗及高胰岛素血症、肠道菌群失调、慢性炎症状态等密切相关。

二、诊断

多囊卵巢综合征患者的临床表现多样，国内外的诊断也有着不同标准，各种诊断分型均是基于多囊卵巢综合征的以下临床特点：①稀发排卵/无排卵（OA）；②高雄激素（HA）的临床表现或生化指标；③卵巢多囊改变（PCO）；④排除其他引起雄激素增高的已知疾病。对上述3种临床特征进行排列组合，可分为：A型，OA+HA+PCO；B型，OA+HA；C型，HA+PCO；D型，OA+PCO。与欧美患者相比，中国多囊卵巢综合征患者月经异常的发生率偏高，高雄激素的临床表现或高雄激素血症的发生率明显降低。

2018年中国"多囊卵巢综合征诊疗指南"的诊断标准延用了2011年的诊断标准，分两步进行确诊。

（1）疑似多囊卵巢综合征：月经稀发或闭经或不规则子宫出血是诊断的必须条件。另外再符合下列2项中的1项：①高雄激素表现或高雄激素血症；②超声表现为卵巢多囊状态（PCOM）。

（2）确诊多囊卵巢综合征：在具备上述疑似多囊卵巢综合征诊断条件的基础上，还必须排除其他可能引起高雄激素和排卵异常的疾病才能确诊。考虑到患者的预后和长期管理，中国多囊卵巢综合征标准更侧重于患者的代谢情况，在诊断的基础上还提出了临床分型：①有无肥胖及中心性肥胖；②有无糖耐量受损、糖尿病、代谢综合征（MS）；③有无高雄激素，即是否属于经典型。

三、治疗

（一）生活方式干预

生活方式干预是首位的、基础的治疗方式，贯穿于各个时期的治疗。生活方式干预包括平衡膳食、合理运动（有氧运动及无氧运动）及行为干预三部分的综合疗法。生活方式干预不但可以改善患者饮食生活习惯、机体糖脂代谢、机体内分泌状态，同时可补充微量元素、促进新陈代谢、增强免疫力，减轻并维持体重指数，提高患者生活质量。对于多囊卵巢综合征不孕症女性而言，诱导排卵前的预处理直接影响排卵率及妊娠结局。研究发现，肥胖型多囊卵巢综合征患者接受预处理［短效复方口服避孕药（COC）、生活方式干预等］后排卵率可提高1.4倍，活产率可提高2.5倍。此外，戒烟、限酒、改变久坐不动等生活方式对于多囊卵巢综合征治疗也非常重要。

（二）调整月经周期

调整月经周期主要针对月经紊乱及自发月经周期大于60天且无生育要求的患者。根据不同的生理阶段及体内性激素水平，可考虑应用周期性孕激素疗法、短效复方口服避孕药以及雌孕激素周期序贯治疗。

（三）降雄激素治疗

降雄激素治疗包括短效口服避孕药及螺内酯。短效口服避孕药可以调整月经周期、预防子宫内膜病变，同时可以减轻高雄激素血症症状；螺内酯适用于口服避孕药治疗效果不佳、存在禁忌证或者不能耐受口服避孕药的患者。一项回顾性研究发现，应用口服避孕药降雄治疗后，可降低妊娠期糖尿病、妊娠高血压、早产的发生率。

（四）代谢紊乱调整

二甲双胍是临床应用最为广泛的胰岛素增敏剂，可促进葡萄糖在肠道的吸收利用，减少肝脏的糖原异生，增加外周组织如肌肉等对葡萄糖的吸收利用，提高胰岛素的敏感性，降低胰岛素水平，从而有效改善糖代谢及胰岛素抵抗状态。2017年美国生殖医学会指南提出二甲双胍联合克罗米芬治疗可提高多囊卵巢综合征患者及克罗米芬抵抗患者的排卵率及妊娠率，而不增加多胎妊娠率。

（五）诱导排卵治疗

克罗米芬和来曲唑为多囊卵巢综合征患者一线诱导排卵药物。克罗米芬为选择性雌激素受体调节剂，主要优势在于价格低廉、应用方便、使用安全、副反应小等，但应用克罗米芬后多胎妊娠率增加，对其他系统有抗雌激素效应。来曲唑作为第三代芳香化酶抑制剂，为近年来逐渐推崇的一线诱导排卵药物。一系列随机对照试验指出，来曲唑可能比克罗米芬诱导排卵效果更佳，具有更高的累积排卵率及活产率，且助孕到临床妊娠时间明显缩短。促性腺激素是无排卵性不孕多囊卵巢综合征患者的二线治疗药物，或可辅助克罗米芬、来曲唑治疗，每周期的临床妊娠率为20%~25%。腹腔镜卵巢打孔术（laparoscopic ovarian drilling，LOD）主要应用于克罗米芬抵抗、来曲唑治疗无效以及顽固性促黄体生成素（LH）分泌过多的患者，如因其他疾病需进行腹腔镜手术（如输卵管粘连、梗阻、子宫内膜异位症等）可考虑术中同时行卵巢打孔术，但可能存在术后盆腔粘连、卵巢功能不全的风险，且腹腔镜卵巢打孔术并不能改善多囊卵巢综合征患者代谢异常。Eijkemans等提出，经过一线、二线治疗后，72%多囊卵巢综合征不孕患者会获得累积活产，也就是说约28%患者需要采取进一步措施助孕。当应用一线、二线方案诱导排卵治疗失败或者存在其他辅助生殖技术指征时，推荐应用辅助生殖技术助孕。

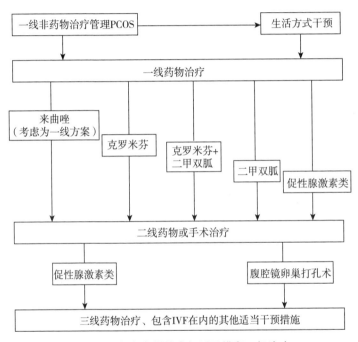

图2-1　多囊卵巢综合征诱导排卵三级治疗

第二节　中医病因病机

在古代典籍中，多囊卵巢综合征根据临床表现，可归属于"月经后期""闭经""不孕""癥瘕"等范畴。《素问·上古天真论》曰："女子七岁，肾气盛，齿更发长；二七而天癸至，任脉通，太冲脉盛，月事以时下……七七，任脉虚，太冲脉衰少，天癸竭，地道不通，故形坏而无子也。"《圣济总录》曰："妇人所以无子，由冲任不足，肾气虚寒故也。"肾主生殖，肾气充足是孕育的重要基础。《丹溪心法·子嗣》曰："若是肥盛妇人，禀受甚厚，恣于酒食之人，经水不调，不能成胎，谓之躯脂满溢，闭塞子宫。宜行湿燥痰，用……导痰汤之类。""痰积久聚多……经络为之壅塞，皮肉为之麻木，甚至结成窠囊，牢不可破，其患固不一矣。""窠囊"类似于现代的卵巢多囊样改变。《医宗金鉴·女科心法要诀》认为"闭经……见脉弦出寸口，则知其心志不遂，情志之为病"。

关于多囊卵巢综合征病因病机，当代医家的认识各有侧重。国医大师夏桂成教授认为多囊卵巢综合征是由于"心—肾—子宫轴"功能紊乱，导致阴阳转化失衡，肾阴癸水不足，卵子发育缺少必要的物质基础，阴损及阳，肾阳不足，不能温煦胞脉胞络，冲任失固，难以摄精成孕，阳虚无力推动卵子排出，加之痰湿、血瘀等病理产物内阻卵巢呈多囊样改变，最终导致不孕。治疗以补心肾调周法，调节月经周期节律及生殖节律。韩冰教授认为本病病位在肾及冲任，肾虚为本，痰瘀互结、湿热熏蒸、痰气交阻滞于冲任为标；肾虚为本，治疗重温补肾阳；冲任阻滞为标，治疗兼活血除痰、清利湿热、化痰行气。

对于难治性多囊卵巢综合征，谈勇教授视经后期为卵泡开始生长的重要阶段，以滋阴养血为要；经前期为胚胎着床的重要窗口，此阶段重在补肾助阳、提高黄体功能，增加子宫内膜容受性，为后期胚胎着床创造更好的条件。从整体观念出发以滋阴补阳方序贯进而重建月经周期，恢复卵巢功能，改善内分泌环境，增加子宫内膜容受性，提高妊娠率。金哲教授言久病入络，易滞易瘀，难治性多囊卵巢综合征患者病程长，多为瘀滞状态，其发病多与脾肾阳虚有关。脾肾阳虚可造成体内痰瘀互结，痰瘀互结为其病理产物，同时又是致病因素，故金教授在治疗本病时以补肾健脾为主，同时辅以通利经络之品，促进卵泡的发育。此外金教授认为肝郁亦可导致痰瘀互结，月经停闭，故气机的条畅利于经络的疏通、血行的流畅，使药达病所，利于脾肾功能恢复正常。

笔者总结古籍经典之言与当代医家之论，结合自身多年临床经验，认为多囊卵巢综合征病机主要涉及肾、脾、肝三脏，其中肾虚为根本。肾主生殖，若先天禀赋不足，肾精亏乏，冲任不盛，则致闭经不孕；或素体肾阴不足，房劳、多产耗损真阴，冲任血海空虚；或阴虚火旺，热扰冲任血海，不能摄精成孕；或肾阳亏虚，命门火衰气化失司，水液代谢失常则湿聚成痰，痰浊阻滞冲任胞宫，可致闭经不孕。脾为后天之本，气血生化之源，主运化，脾失健运，水湿不化，聚而成痰，痰湿内蕴，阻滞冲任，气血运行受阻，血海不充，气机不畅，经脉受阻，而致月经后期、闭经、不孕。肝主疏泄，肝失疏泄则全身气机不畅，津液输布失常而成痰聚于内，肝气郁结，气行不畅则血行受阻，停于体内为瘀血，日久则痰瘀互结。

而本病的标实之征为痰湿、气滞、血瘀，亦为主要病理因素，皆由肾、脾、肝三脏功能失和，气血失调所致。所以去除标实，必得调脏腑气血功能，也就是治病求本。唯辨明标本缓急，确定先后治疗顺序，亦或标本同治，方可达到调经促孕的效果。

第三节　中医辨证论治

临床中多囊卵巢综合征常见证型包括脾肾阳虚证、肝肾阴虚证、痰湿阻滞证、肝经湿热证以及肾虚肝郁证五型。

一、脾肾阳虚证

临床症状：婚久不孕，月经后期量少，色淡质稀，甚至经闭，伴有纳差，头晕耳鸣，腰膝酸软，形寒肢冷，小便清长，大便溏，形体肥胖。

舌脉：舌淡，苔白，脉沉无力。

治法：温肾助阳，调补冲任。

常用方：温胞饮（方见总论）。

若时感小腹冷痛，形寒肢冷甚者，可加艾叶、仙茅、淫羊藿。

二、肝肾阴虚证

临床症状：婚久不孕，月经先期量多，形体瘦弱，腰膝酸软，头晕耳鸣，五心烦热，夜寐不宁，便秘溲黄。

舌脉：舌红，少苔，脉沉细数。

治法：滋肾养肝，调补冲任。

常用方：滋水清肝饮（《医宗己任编》）。

药物：柴胡、当归、白芍、山栀子、酸枣仁、熟地黄、山茱萸、茯苓、山药、牡丹皮、泽泻。

若阴虚火旺症状明显者，表现为烦躁、手足心热、盗汗、多梦，可选用知柏地黄丸加减。

三、痰湿阻滞证

临床症状：婚久不孕，肥胖、痤疮、多毛症状突出，伴有带下量多，头晕头重，胸闷泛恶，四肢倦怠，大便黏腻。

舌脉：舌体胖大，色淡，苔白腻、脉滑。

治法：化痰燥湿，活血调经。

常用方：苍附导痰汤（方见总论）。

若兼有脾虚症状者，表现为纳呆、脘腹胀满，大便溏，可加入党参、黄芪；若有痰湿瘀结之象，则可服用大黄䗪虫丸，或用苍附导痰丸合桂枝茯苓丸加减治疗。

四、肝经湿热证

临床症状：婚久不孕，口苦，面部痤疮，胁肋部不适，经前乳房胀痛者，伴有带下量多色黄，大便秘结。

舌脉：舌红，苔黄腻，脉弦数。

治法：清热泻肝，除湿调经。

常用方：龙胆泻肝汤（《医方集解》）。

药物：龙胆草、柴胡、栀子、黄芩、生地黄、车前草、泽泻、通草、当归、生甘草。

五、肾虚肝郁证

临床症状：婚久不孕，月经后期或先后不定期，经量或多或少，经行乳房胀痛，腰膝酸软，精神抑郁，善太息，胸胁胀满，面部痤疮。

舌脉：舌薄，苔白腻，脉弦细。

治法：疏肝解郁，补肾调经。

常用方：定经汤（方见总论）。

若肝郁化火，以胸胁、乳房胀满或伴溢乳，口干喜饮，舌红，苔黄，脉弦数为表现可选用丹栀逍遥散加减。

临床中单一证型少见，多虚实夹杂（本虚标实），寒热并存。其中痰湿阻滞证和脾肾阳虚证常同见，痰湿为表象，脾肾阳虚为本。《景岳全书·痰饮》云："痰即水也，其本在肾，其标在脾。""五脏之病，虽俱能生痰，然无不由乎脾肾。盖脾主湿，湿动则为痰，肾主水，水泛亦为痰。故痰之化无不在脾，而痰之本无不在肾。"故温肾健脾为治痰之本。治疗时应标本同治，常以右归丸合苍附导痰汤加减治疗。且脾肾阳虚证者，病情发展过程中常兼夹阴虚火旺的相关表现，核心病机为下焦阳虚寒湿，日久阳损及阴，致上焦虚火内扰，治疗时应注重症状发展变化，以虚热症状为主时，应先滋阴降火，以知柏地黄丸加减，后采用温阳化湿法。

第四节 中药周期疗法

在多囊卵巢综合征患者的诱导排卵周期中，可以联合应用中药周期疗法，以促进卵泡发育，改善子宫内膜容受性，提高患者的妊娠率。尤其对于克罗米芬抵抗或反复诱导排卵失败的患者，联合应用中药周期疗法，可以显著改善其妊娠结局。

行经期治以温经活血，化瘀生新，因势利导，以助推动瘀血、痰湿、脂膜等排出体外。方用少腹逐瘀汤或血府逐瘀汤加减，药用小茴香、桂枝、艾叶、香附、当归、川芎、赤芍、蒲黄、五灵脂、生山楂、牛膝、丹参、茯苓、泽泻等。

经后期乃阳消阴长阶段，此期阴精血海有亏，而卵泡生长、胞宫充盈都需要阴精滋养，故治以养血填精，补益冲任，方以归芍地黄汤或养精种玉汤加减，药用当归、川芎、白芍、熟地黄、山茱萸、石斛、麦冬、玉竹等，酌加菟丝子、续断、鹿角霜、紫石英、党参等。

经间期为重阴必阳之际，阴阳氤氲之期，阴转阳，精化气，治以补肾为主，佐以理气活血以助排卵，药用菟丝子、续断、淫羊藿、生黄芪、当归、川芎、丹参、路路通、月季花、羌活、橘核等。

经前期为阳长之际，同时要向重阳转化，保持阳长状态还要注意祛除存留于胞宫的痰脂瘀浊以备种子育胎，重在温补肾阳，疏肝化浊，药用桑寄生、菟丝子、续断、覆盆子、杜仲、生黄芪、茯苓、炒白术、藿香、炒薏苡仁、山药、陈皮、法半夏等。

第五节 针刺疗法

目前，针刺治疗多囊卵巢综合征受到普遍认可，其相关研究越来越受重视。研究认为针灸对下丘脑—垂体—卵巢轴具有调节作用，从而影响月经周期。另外，针灸可降低皮质醇浓度，调节中枢和外周 β-内啡肽（EP）的产生和分泌，影响下丘脑促性腺激素释放激素（GnRH）的释放和促性腺激素的分泌。针刺还可改善胰岛素抵抗，降低胰岛素水平，从而使雄激素和促黄体生成素（LH）水平降低、促卵泡激素（FSH）水平升高，改善多囊卵巢综合征患者的卵巢功能和糖脂代谢功能，恢复排卵，进而提高妊娠率。此外，有研究表明低频电针可以减重，降低体重指数。目前，笔者主要采取以下针刺疗法。

一、针刺周期疗法

针刺周期疗法通过激发经气的传导，以补脾益肾、疏肝解郁、调理冲任为治疗原则，根据不同时期选用不同穴位。月经期以活血调经为主，选用气海、关元、中极、水道、归来、足三里、三阴交、血海；卵泡期以醒脑开窍促排卵为主，选用颈部膀胱经诸穴、秩边、百会、印堂、风池、内关、气海、关元、中极、水道、大赫、子宫、卵巢；排卵期以调和阴阳促排卵为主，选用气海、关元、中极、合谷、太冲、阴陵泉、血海、足三里、三阴交（优势卵泡侧）、水道、归来、子宫、卵巢；排卵后以镇静养神促着床为主，选用百会、印堂、四神聪、风池、气海、关元、中极、水道、大赫、子宫、地机、血海、足三里、三阴交。

二、醒脑开窍针刺促排卵

针对多囊卵巢综合征痰浊阻滞、气滞血瘀等病因及下丘脑—垂体—性腺轴失衡的病机，笔者开展了醒脑开窍针刺促排卵疗法，取颈部膀胱经、秩边、百会、印堂、风池，内关、三阴交、子宫等穴温通肾阳，助肾之气化，促进卵泡发育及排卵，以调神理气、疏肝健脾、补肾益精。配穴：肝肾阴虚者，加肝俞、肾俞、然谷；痰湿阻滞者，加中极、气冲、四满、丰隆；气滞血瘀者，加中极、合谷、行间、血海；气血虚弱者，加气海、血海、足三里。

三、针刺减重助孕

主要依据肥胖患者痰湿体质的特点选穴：脐周八穴（水分、天枢、外陵、滑肉门、气海）、关元、大横、带脉、子宫、水道、阴陵泉、梁丘、内庭、三阴交。

天枢、外陵、滑肉门皆属胃经穴位，能刺激胃经，健脾胃，化痰湿，为减肥要穴；阴交、水分，分利水湿，泌别清浊，加强运化；关元，培元固本，补益下焦；大横与天枢配合，共同调理脾胃；带脉，健脾利湿，调经止带，同时又为减肥要穴；子宫为奇穴，治疗妇科月经不调、不孕要穴；水道，通调水道；阴陵泉，排渗脾湿；梁丘，调节胃经气血；丰隆，化痰利湿之要穴；内庭，主清泄胃火；三阴交，健脾益血，调补肝肾。诸穴配合，具有健脾除湿、通调水道、调补肝肾、调经助孕的功效。

第六节 临证观察

临床上，多囊卵巢综合征患者多伴有肥胖问题，中医辨证为"痰湿阻滞证"者多见，因此化痰祛湿法是否可使多囊卵巢综合征患者的症状体征有所改善成为探索治疗多囊卵巢综合征的新思路。我们进行了"加味苍附导痰汤治疗痰湿阻滞型多囊卵巢综合征所致不孕症的临床研究"，以来曲唑为对照药物，观察加味苍附导痰汤对多囊卵巢综合征患者的排卵率、妊娠率、子宫内膜厚度、体重指数、中医证候等的影响。结果显示治疗组患者的临床妊娠率、6个月累计妊娠率、HCG日子宫内膜厚度均优于对照组（表2-1）。

表2-1 两组患者妊娠结局比较

组别	n（例）	治疗期间妊娠率（%）	6个月累计妊娠率（%）	HCG日内膜厚度（mm）
中药组	34	55.88（19/34）	67.65（23/34）	9.53 ± 1.74
来曲唑组	31	29.03（9/31）	29.03（9/31）	7.23 ± 1.06
P		0.04	0.00	0.00

我们还进行了"醒脑开窍针刺法治疗肾虚肝郁型多囊卵巢综合征所致不孕症的临床研究"。试验采用分层区组随机方法，将患者分为针刺组、来曲唑组及"醒脑开窍"针刺联合来曲唑组，三组均结合经阴道超声监测卵泡发育情况，评价其排卵率、妊娠率，并观察治疗前后血清性激素水平变化及临床症状改善情况。结果显示"醒脑开窍"针刺联合来曲唑治疗具有协同作用，与单纯来曲唑组和单纯针刺相比，其排卵率、治疗期间妊娠率、随访期间累计妊娠率、子宫内膜厚度及形态均优于单纯来曲唑组和单纯针刺，差异具有统计学意义（表2-2、2-3）。

表2-2　各组周期排卵率，妊娠率及随访期间妊娠率比较

组别	n（例）	周期排卵率（%）	治疗期间妊娠率（%）	随访期累计妊娠率（%）
针刺组	56	60.3（70/116）	33.9（19/56）	42.9（24/56）
来曲唑组	54	60.5（72/119）	31.5（17/54）	33.3（18/54）
针药组	57	78.2（115/147）[*#]	61.4（35/57）[*#]	71.9（41/57）[*#]

注：与针刺组相比，[*]$P<0.05$；与来曲唑组相比，[#]$P<0.05$。

表2-3　各组单周期HCG日子宫内膜厚度及A型子宫内膜比较

组别	周期数	内膜厚度（$\bar{X}\pm S$, mm）	A型内膜[例（%）]
针刺组	70	9.36 ± 1.40[*]	50（71.4）
来曲唑组	72	8.81 ± 1.40	44（61.1）
针药组	115	9.83 ± 1.38[**#]	96（83.5）[#]

注：与来曲唑组相比，[*]$P<0.05$；与针刺组相比，[**]$P<0.05$；与来曲唑组相比，[#]$P<0.05$。

第七节　中西合参

不孕是多囊卵巢综合征患者突出存在的临床问题。临床中，肥胖、胰岛素抵抗、高雄激素血症是多囊卵巢综合征不孕的重要危险因素，存在危险因素的患者备孕前预处理是十分重要的。研究表明诱导排卵治疗前预处理后（短效避孕药、生活方式干预）排卵率可提高1.4倍，活产率提高2.5倍。

笔者主要采用以下方法进行诱导排卵治疗前预处理，首先是针对肥胖的预处理，嘱咐患者进行生活方式调整，以减轻体重为主。多囊卵巢综合征的国际循证指南提出：肥胖患者体重减轻5%~10%，多囊卵巢综合征相关临床症状（胰岛素抵抗、高雄激素等）即可有所改善；肥人多痰湿，笔者临床针对减重常采用中药苍附导痰汤加入如山楂、决明子、苍术、薏苡仁、泽泻、荷叶等利水祛湿、化浊降脂之品，同时配合针刺、拔罐及腹部震荡等综合疗法改善痰湿体质。针对高雄激素血症和高胰岛素血症严重者，常规使用短效避孕药及二甲双胍调整高雄激素血症、高胰岛素血症的内分泌状态，同时联合应用中药及针刺治疗。临床研究表明中药苍附导痰汤可降低BMI值，调节瘦素、脂联素水平，改善胰岛素抵抗从而改善受孕条件，增加受孕机会。苍附导痰汤为笔者常用之方。

患者预处理后进入诱导排卵周期，笔者常规采用西药克罗米芬或者来曲唑诱导排卵治疗，排卵后常规给予地屈孕酮黄体支持，药物副作用不会过大，妊娠成功率较高，70%~80%多囊卵巢综合征患者可通过诱导排卵获得妊娠。如果多次诱导排卵仍未受孕的难治性多囊卵巢综合征患者，建议患者配合服用中药和针刺诱导排卵治疗，采用中药周期疗法，行经期配合理气调血药物；经后期配合养血滋阴、健脾补肾药物；排卵期配合健脾补肾药物，辅以行气活血、温养、诱导排卵；黄体期以健脾配合补肾载胎药物为主。其次，注重患者的子宫内膜状态，必要时行宫腔镜检查。值得关注的是，长期的不孕症患者心理负担重，要重视心理干预，笔者常配合疏肝解郁、宁心安神中药，联合开展心理疗法，减轻患者的心理负担。如果患者合并输卵管因素，建议患者考虑辅助生殖技术。

参考文献

［1］Salley Kelsey ES，Wickham Edmond P，Cheang Kai I，et al.Glucose intolerance in polycystic ovary syndrome——a position statement of the Androgen Excess Society.J Clin Endocrinol Metab，2007，92（12）：4546-4556.

［2］Barba Maddalena，Schünemann Holger J，Sperati Francesca，et al.The effects of metformin on endogenous androgens and SHBG in women：a systematic review and meta-analysis.Clin Endocrinol（Oxf），2009，70（5）：661-670.

［3］Azziz R，Woods KS，Reyna R，et al.The prevalence and features of the polycystic ovary syndrome in an unselected population.J Clin Endocrinol Metab，2004，89（6）：2745-2749.

［4］胡婷，徐克惠.多囊卵巢综合征的病因研究进展.中华妇幼临床医学杂志（电子版），2016，12（3）：360-363.

［5］陈子江，李媛.多囊卵巢综合征与辅助生殖的热点问题讨论.现代妇产科进展，2004，13（4）：241-250.

［6］陶弢，刘伟，赵爱民，等.多囊卵巢综合征患者一级亲属代

谢表型及心血管疾病风险的分析.中华内分泌代谢杂志,2012,28（4）: 315-318.

［7］Barr S，Hart K，Reeves S，et al.Habitual dietary intake， eating pattern and physical activity of women with polycystic ovary syndrome.Eur J Clin Nutr，2011，65（10）：1126-1132.

［8］Baldelli Roberto，Dieguez Carlos，Casanueva Felipe F.The role of leptin in reproduction：experimental and clinical aspects. Ann Med， 2002，34（1）：5-18.

［9］刘慧萍，杜晗，李宁，等.肠道菌群失调在多囊卵巢综合征 代谢异常中的作用.实用妇产科杂志，2019，35（4）：263-265.

［10］何晓彤，孟祥雯，张雪娇，等.多囊卵巢综合征病因与发 病机制的研究进展.中国妇幼保健，2017，32（7）：1588-1591.

［11］Xiong YL，Liang XY，Yang X，et al.Low-grade chronic inflammation in the peripheral blood and ovaries of women with polycystic ovarian syndrome.Eur J Obstet Gynecol Reprod Biol，2011，159（1）： 148-150.

［12］Costello Michael F，Eden John A.A systematic review of the reproductive system effects of metformin in patients with polycystic ovary syndrome.Fertil Steril，2003，79（1）：1-13.

［13］林佳，蒋琪，石玉华.多囊卵巢综合征诊断分型及临床意 义.中国实用妇科与产科杂志，2019，35（3）：267-271.

［14］Zhang HY，Zhu FF，Xiong J，et al.Characteristics of differentphenotypes of polycystic ovary syndrome based on the Rotterdam criteria in a large-scale Chinese population.BJOG，2009，116（12）： 1633-1639.

［15］张少娣，张合龙，李萌，等.不同亚型多囊卵巢综合征患

者的临床及生化特征比较.生殖医学杂志，2014，23（2）：100-104.

［16］多囊卵巢综合征诊断中华人民共和国卫生行业标准.中华妇产科杂志，2012，47（1）：74-75.

［17］中华医学会妇产科学分会内分泌学组及指南专家组.多囊卵巢综合征中国诊疗指南.中华妇产科杂志，2018，53（1）：2-6.

［18］宋颖，李蓉.多囊卵巢综合征中国诊疗指南解读.实用妇产科杂志，2018，34（10）：737-741.

［19］Legro RS，Dodson WC，Kunselman AR，et al.Benefit of delayed fertility therapy with preconception weight loss over immediate therapy in obese women with polycystic ovary syndrome.J Clin Endocrinol Metab.2016，101（7）：2658-2666.

［20］Li Yanglu，Ruan Xiangyan，Wang Husheng，et al.Comparing the risk of adverse pregnancy outcomes of Chinese patients with polycystic ovary syndrome with and without antiandrogenic pretreatment.Fertil Steril，2018，109（4）：720-727.

［21］ASRM. Role of metformin for ovulation induction in infertile patients with polycystic ovary syndrome：a guideline.Fertil Steril，2017，108（3）：426-441.

［22］Franik Sebastian，Kremer Jan AM，Nelen Willianne LDM，et al. Aromatase inhibitors for subfertile women with polycystic ovary syndrome. Cochrane Database Syst Rev，2014，2：CD010287.

［23］Eijkemans MJ，Imani B，Mulders AG，et al. High singleton live birth ratefollowing classical ovulation induction in normogonadotrophic anovulatory infertility. Hum Reprod，2003，18（11）：2357-2362.

［24］陈婕，谈勇，任青玲，等.国医大师夏桂成调治多囊卵巢综合征的理念与方法.南京中医药大学学报，2017，33（6）：551-

553，569.

［25］范欢欢，谈勇，任青玲.夏桂成诊治多囊卵巢综合征合并不孕症经验.中医杂志，2017，58（16）：1364-1367.

［26］李晓林，夏天.韩冰教授治疗多囊卵巢综合征的临床经验.云南中医中药杂志，2014，35（9）：7-9.

［27］王改，谈勇.谈勇教授对难治性多囊卵巢综合征冻融胚胎移植前的处理经验.中医药导报，2017，23（11）：31-33.

［28］张璇，邢天伶，佟庆，等.金哲教授治疗难治性多囊卵巢综合征经验分析.河北中医药学报，2017，32（3）：45-47.

［29］Chen BY，Yu J.Relationship between blood radioimmunoreactive beta-endorphin and hand skin temperature during the electro-acupuncture induction of ovulation. Acupunct Electrother Res，1991，16（1-2）：1-5.

［30］Stener-Victorin E，Jedel E，Manneras L.Acupuncture in polycystic ovarysyndrome：current experimental and clinicavidence. Neuroendocrinol，2008，20（3）：290-298.

［31］虞莉青，曹莲瑛，施茵，等.针灸治疗多囊卵巢综合征的作用及机理述评.上海针灸杂志，2015，34（3）：269-272.

［32］李荔，莫蕙，文斌，等.针灸联合二甲双胍治疗肥胖型多囊卵巢综合征不孕症的临床研究.中华中医药杂志，2014，29（7）：2115-2119.

［33］杨丹红，赵美，谈佳红.针刺调周法治疗多囊卵巢综合征的临床疗效分析.中国针灸，2017，37（8）：825-829.

［34］马赛花，窦真，宋佳怡，等.醒脑开窍针刺联合西药治疗肾虚肝郁型多囊卵巢综合征临床观察.上海针灸杂志，2020，39（9）：1128-1132.

［35］Legro RS，Dodson WC，Kunselman AR，et al. Benefit

of Delayed Fertility Therapy With Preconception Weight Loss Over Immedi ate Therapy in Obese Women With PCOS.J Clin Endocrinol Metab，2016，101（7）：2658-2666.

［36］Teede HJ，Misso ML，Costello MF，et al. Recommendations from the international evidence-based guideline for the assessment and management of polycystic ovary syndrome.Hum Reprod，2018，33（9）：1602-1618.

［37］王岩，陈莹，王昕.苍附导痰汤对肥胖型多囊卵巢综合征患者脂联素、瘦素及胰岛素抵抗的影响.中华中医药学刊，2011，29（11）：2556-2558.

第三章 卵巢储备功能减退

第一节 西医概览

卵巢储备功能减退（diminished ovarian reserve，DOR）是指卵巢产生卵子的数量和质量下降，临床上常表现为月经不调、不孕或流产。卵巢储备功能反映了女性的生育潜能，代表着女性配子发生及甾体激素生成的能力，若患者40岁以前出现卵巢功能减退称之为早发性卵巢功能不全（premature ovarian insufficiency，POI），病情进一步发展，卵巢活性丧失则称之为卵巢早衰（premature ovarian failure，POF），卵子数量减少以及质量下降是不孕的重要原因，严重影响女性身心健康。

当前辅助生殖技术（assisted reproductive technology，ART）广泛开展，研究显示，自2004年至2011年，行辅助生殖技术人群中卵巢储备功能减退的患病率由19%增至26%。

卵巢低反应（poor ovarian response，POR）指实施辅助生殖技术过程中卵巢对促性腺激素刺激反应不良的状态，主要表现为卵巢刺激周期窦卵泡数少，获卵数少，卵子质量差，受精率、分裂率以及可利用胚胎率低，周期取消率高，临床妊娠率降低等。卵巢储备功能减退患者在辅助生殖技术治疗过程中常因无法达到满意的控制性卵巢刺激效果而发生卵巢低反应，

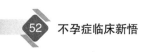

其发生率占接受促性腺激素卵巢刺激或体外受精治疗妇女的9%~24%。卵巢低反应患者使用药量大、治疗周期多，往往比其他患者承担着更多的情感、身体以及经济负担。

一、病因病理

卵巢储备功能减退的病因尚未完全明确，现有研究显示，影响卵巢储备功能的因素包括年龄、遗传、免疫、感染、社会、心理以及医源性损伤等。其中年龄是最重要的影响因素，年龄增加可导致卵巢内卵子数量和质量呈断崖式下降，引起女性生殖能力降低。研究显示，25~29岁女性不孕率为9%，而40岁以上者则高达64%，35岁以下女性辅助生殖技术的成功率为37%，大于44岁时仅为3%，而活产率仅有1%。

基于以上原因，美国妇产科协会（ACOG）专家共识提出，对于35岁以上、试孕6个月仍未孕者，以及具有放化疗史，曾接受促性腺激素治疗，有卵巢手术史、家族史等卵巢储备功能减退高危因素的患者应进行卵巢储备功能评估，并告知患者怀孕的机会可能比预期要低，鼓励其尽早怀孕。对于行卵巢手术的患者，尤其是肿瘤行辅助放化疗的患者，建议在手术前后或治疗前后评估卵巢储备功能，必要时肿瘤治疗前考虑卵子冷冻、卵巢皮质冷冻及胚胎冷冻等生育力保存。

二、诊断

卵巢储备功能可反映卵巢中始基卵泡数量，临床常通过窦卵泡的储备情况来预测卵巢储备功能，常用的指标包括抗苗勒管激素（anti-Müllerian hormone，AMH）水平、窦卵泡数（antral follicle count，AFC）、基础促卵泡生成素（follicle stimulating hormone，FSH）、抑制素B、卵巢体积、卵巢刺激实验等，以上指标对卵子数量预测力较好，但是无法预测卵子质量。有研究认为体外受精（in vitro fertilization，IVF）治疗后的流产率是对卵子质量的间接测量，流产率的增长与女性年龄增长导致的卵子质量下降息息相关。研究显示，年龄＜36岁的低反应女性与正常反应患者的流产率无明显不同，但是年龄≥36岁女性与正常反应患者的流产率存在显著差异，并且年轻卵巢低反应女性的受精率、囊胚形成率、胚胎移植率和活产率均不低于正常反应者。

目前关于卵巢储备功能减退尚无统一的诊断标准。美国生殖医学会（ASRM）与美国辅助生殖技术协会（SART）实践委员会意见指出，FSH是卵巢储备功能减退常用的预测指标，但由于周期间和周期内的变化，单个FSH值的可靠性非常有限，AFC和AMH的变异性较小，可更好地进行预测。但是由于AMH检验方法以及实验室条件的多样化、国际统一标准和质量控制系统的缺失以及AFC测量的主观性较强等因素，AMH与AFC均无法单独进行评估，还需结合其他指标综合考虑。2015年中华医学会生殖分会在《卵巢低反应共识》中指出AMH结合AFC是评价卵巢储备功能灵敏度和特异度最好的2个指标。研究显示，AMH、AFC结合年龄三者共同预测，可明显提高准确性。

在辅助生殖领域，2011年欧洲人类生殖及胚胎学会（ESHRE）和美国生殖医学协会（ASRM）讨论并制定了卵巢低反应共识博洛尼亚标准：①高龄（≥40岁）或存在卵巢低反应的其他危险因素；②前次体外受精周期卵巢低反应（常规刺激方案获卵数≤3个）；③卵巢储备功能试验异常：AFC＜5~7

个或AMH＜0.5~1.1ng/mL。至少满足以上3条中的2条即可诊断为卵巢低反应。若患者应用了2个周期最大剂量的卵巢刺激方案仍出现卵巢低反应，可直接诊断卵巢低反应。

博洛尼亚标准是目前使用最广泛的卵巢低反应诊断标准，具有一定指导价值。但随着近几年博洛尼亚标准的临床应用，其将异质性人群归于一组讨论的不足逐渐显现，POSEIDON（Patient-Oriented Strategies Encompassing Individualized Oocyte Number）团队在此基础上全面考虑年龄、卵巢储备参数及此前对卵巢刺激的反应性三方面因素对辅助生殖结局的影响，提出了更为细致的分类，以35岁为界，将卵巢储备功能减退导致的卵巢低反应与卵巢对外源性促性腺激素反应异常导致的预期外卵巢低反应进行分类讨论，并提出次优反应的概念。目前已有多位研究者在研究中采用POSEIDON分层进行分组，将研究重点放在不同类型卵巢低反应患者中的特定亚群患者的管理和评估。

三、治疗

临床上常通过应用不同的促排卵方案，增加促性腺激素剂量，使用生长激素，服用口服避孕药、DHEA、辅酶Q10等药物以期改善卵巢功能、提高卵巢反应性，但是目前尚缺乏公认有效的治疗方案。有研究表明，单纯卵巢储备功能减退患者的流产或不孕发生率并未显著高于不孕症人群，若有生育需求的卵巢储备功能减退的患者兼见不孕症，特别是试管周期中出现卵巢低反应，则需要治疗。多项研究表明，中医药在改善卵巢储备功能，提高临床妊娠率方面具有较大潜力。

第二节　中医病因病机

根据卵巢储备功能减退的临床特点，可归属于中医学"月经过少""闭经""血枯""不孕症"等范畴。关于卵巢储备功能减退的病机，现代中医学者认为肾虚为其根本病机。夏桂成教授创立了"心—肾—子宫轴"学说，由此确立补肾调周法治疗卵巢储备功能减退；柴嵩岩教授根据多年临床经验，认为肾虚为卵巢储备功能减退的基本病机，而气血不畅、脉络瘀阻是其临床表现，补肾之外，同时活血化瘀；尤昭玲教授认为卵巢储备功能减退与心、肝、脾密切相关，而"瘀"为主要的病理环节，治疗时心、肝、脾三脏同调；肖承悰教授认为本病的病机为肾虚、冲脉失调，治疗以益肾理冲为基本原则，平补肾阴肾阳，调理冲任。

笔者结合自己数年临床经验，认为卵巢储备功能减退所致不孕症的常见证型包括脾肾两虚证、肝肾阴虚证、肾虚血瘀证、肾虚肝郁证。

一、脾肾两虚证

《素问·玉机真脏论》曰："冬脉者肾也，北方水也，万物之所以合藏也。"肾作为先天之本，贮藏精气，是促进人体生长发育和主生殖功能的根本。若先天不足，或后天失养，伤及肾脏，使肾气不足，形成肾虚之证，而肾虚者或外感寒邪，或内生虚寒，都会损伤阳气，发展为肾阳亏虚。而肾与脾作为先后天之本，相互滋养，若肾阳亏虚，往往会累及脾脏。《脾胃论·脾胃虚实传变论》曰："历观诸篇而参考之，则元气之充足，皆由脾胃之气无所伤，而后能滋养元气。"若脾胃虚弱，气血生化乏源，也不能濡养先天，脾肾俱虚，最终会成为脾肾两虚证。

二、肝肾阴虚证

《灵枢·经脉》曰："人始生，先成精，精成而脑髓生。"《素问·阴阳应象大论》曰："肾生骨髓，髓生肝。"所谓"髓生肝"，对应五行即"水生木"，母虚则子不实。肾者主水，若肾精亏虚，导致阴液不足，阴阳失衡，呈现出一派阴虚之象。而《张氏医通》曰："气不耗，归精于肾而为精，精不泄，归精于肝而化清血。"说明了肝肾相滋的关系。若肾精亏虚，阴液不足，不仅表现为肾阴虚，往往波及肝脏，肝脏产生肝精的功能受损，表现为肝阴虚，既不能濡养自身，更于肾阴虚无益，合而为肝肾阴虚。若肝肾阴虚进一步发展，阴血不足，久之化热，成为虚火，烧灼阴津，损伤冲任，最终发展为阴虚火旺之证。

三、肾虚血瘀证

李积敏先生在《肾虚血瘀论》中说："久病及肾，久病则虚……虚者肾虚也。""久病则虚，久病则瘀……脏腑、阴阳、经络、气血之虚衰，皆可致瘀。"久病伤肾，肾虚者若迁延不愈，牵连其他脏腑，五脏六腑俱虚，气血生化乏源，无力推动血液运行，血液或失于固摄而溢于脉外，或运化不利而积于脉道之内，日久则形成血瘀。瘀滞形成，复而阻碍气血的产生和运行，如此往复，最终形成虚实夹杂的复杂病候。

四、肾虚肝郁证

《外经微言》曰："肝不受肾之益……未有不受病者也。肾既病矣，自难滋肝木之枯，肝无水养，其郁更甚。"充分说明了肾水滋养肝木，方能使肝生发条畅，若肾受病，则肝郁更甚。叶天士在《临证指南医案》中提道："女子以肝为先天。"肝肾二脏的关系并非单一的肾水养肝，中医认为肝肾同源，精血互养，肾水养肝，肝精养肾。肾虚者无水养木，使得肝脏不能产生足够的肝精濡养肾脏，继而使肾水更加不足，而肝气更加郁滞，恶性循环，成为肾虚肝郁之候。

由此可见，肾虚为卵巢储备功能减退的根本病机。在临床辨证中，因患者体质、生活习惯或环境等因素，以肾虚为核心各有转化，临床表现中也各有特点。

第三节 中医辨证论治

一、脾肾亏虚证

临床症状：婚久不孕，月经后期或经量少色淡，腰膝酸软，形寒肢冷，性欲减退，小便频数，大便稀溏。舌淡胖或边有齿痕，苔白，脉沉细无力。

治法：温肾健脾，温阳固本。

常用方：大补元煎加减（《景岳全书》）。

药物：人参、山药、熟地黄、杜仲、当归、山茱萸、枸杞子、炙甘草。

若兼见虚寒泄泻，下利清谷，酌加生黄芪、肉豆蔻、薏苡仁、炒白术等；小腹冷痛，证属寒湿者，酌加吴茱萸、乌药、香附、艾叶等；带下清稀如水者，酌加芡实、金樱子等；排卵期缺乏锦丝样白带者，可用补肾促排卵汤加减。

二、肝肾阴虚证

临床症状：婚久不孕，月经先期，量或多或少，色红，腰膝酸软，五心烦热，咽干口渴，头晕心悸，失眠烦躁等。

舌脉：舌质红，苔少，脉细数。

治法：滋养肝肾，调养冲任。

常用方：左归丸合二至丸（方见总论）。

若兼见五心烦热，盗汗，午后潮热者，证属阴虚火旺，可用知柏地黄汤加减；面色萎黄，头晕眼花者，酌加龟甲、紫河车等。

三、肾虚血瘀证

临床症状：婚久不孕，月经后期或经量少，色紫暗，或有血块，或伴痛经，腰膝酸软，面色晦暗或有色斑，小腹或时有刺痛。

舌脉：舌紫暗或有瘀斑、瘀点，脉沉弦或沉涩。

治法：补肾疏肝，活血化瘀。

常用方：归肾丸（《景岳全书》）合温经汤（《妇人大全良方》）。

药物：熟地黄、山药、山茱萸、枸杞子、杜仲、菟丝子、茯苓、当归、川芎、芍药、肉桂、牡丹皮、莪术、人参、甘草、牛膝。

若兼见小腹冷痛者，酌加艾叶、乌药等；经血淋漓不止者，酌加茜草、蒲黄、五灵脂。

四、肾虚肝郁证

临床症状：婚久不孕，月经先后不定期或经量少，经色暗有血块，或经闭不行，腰膝酸软，少腹胀痛或胸胁乳胀，情志抑郁或烦躁易怒，善叹息，口苦咽干。

舌脉：舌暗红，苔薄白，脉弦或沉弦。

治法：补肾调经，疏肝解郁。

常用方：定经汤加减（方见总论）。

若兼见口苦咽干、心胸烦热者，证属肝经湿热，酌加茵陈、黄连、黄芩等；腰膝酸软、畏寒者，加续断、杜仲、巴戟天等；经期乳房胀痛明显者，酌加橘核、青皮等；胸闷纳少者，酌加陈皮、砂仁等。

第四节 其他治法

一、针灸

除中药治疗外，针灸作为中医治疗中最具代表性和特色的一环，治疗卵巢储备功能减退不孕症有其独特的作用。针刺治疗女性不孕症在古书中早有记载，晋代《针灸甲乙经》提到"妇人无子，及少腹痛，刺气冲主之"，唐代《备急千金要方》也记载了"妇人绝嗣不生……灸关元三十壮"等。目前有研究表明针灸可以通过刺激交感神经系统、内分泌系统来达到调节作用。Stener-Victorin等人进行了相关研究，结果显示针刺可以调节下丘脑—垂体—性腺轴，促进下丘脑促性腺激素释放激素和垂体促性腺激素的释放，这可能是针灸治疗卵巢储备功能减退的作用机制之一。针灸对子宫内膜容受性具有一定的改善作用，其机制主要在于改善子宫内膜形态，促进子宫内膜微循环，双向调节雌孕激素及其受体，从而为胚胎着床提供良好的条件。

基于补肾调周理论，依据患者行体外受精技术前调理或配合试管周期等目的不同，针灸以辨证选穴和辨病选穴相结合，所属部位多为下腹部、脐旁、腰背部、下肢部，所属经脉多为任脉、督脉、足太阳膀胱经、足阳明胃经、足太阴脾经、足厥阴肾经。具体穴位如下。

降调期：气海、关元、大赫、子宫、百会、四神聪、印堂、风池、内关、足三里、三阴交。

促排期：背部膀胱经、内关、百会、印堂、风池、秩边、气海、关元、中极、子宫、卵巢、大赫、足三里、血海、三阴交。

移植前期：气海、关元、脾俞、肾俞、次髎、足三里、三阴交、地机、大赫、水道、子宫、血海、地机。

移植后期：百会、印堂、安眠、气海、关元、血海、足三里、太冲、子宫。

针灸作为传统中医治疗方法，一定程度上为卵巢储备功能减退患者提供了更多的治疗选择，积极治疗卵巢储备功能减退，防止其向卵巢早衰转变。

二、生活方式调整

卵巢储备功能与生活方式其实是密切相关的。中医理论中就早已提及"治未病"的重要性，《素问·四气调神论》曰："是故圣人不治已病治未病…不亦晚乎！"从另一种角度阐述了疾病预防的意义。生活细节往往会在不知不觉中伤害身体，如长期熬夜、不健康的饮食习惯以及生活压力等心理因素，均会在长时间的积累后对身体造成巨大的伤害，进而损伤人体的生殖功能。因此，患者生活方式的调整在疾病治疗上有很大作用。饮食方面，忌生冷海鲜、辛辣刺激以及肥甘厚味；鼓励患者每天运动，可选择慢跑、快走或瑜伽等运动，运动时间30分钟左右以微微出汗为宜；对于过于焦虑的患者可进行心理疏导，基于中医的整体观念理论，对患者进行系统和全面的治疗。

第五节　临证观察

本团队提出运用温肾健脾法治疗卵巢储备功能减退所致不孕症。温肾健脾法主要从肾脾论治，补肾健脾，温阳固本。

一、温肾健脾方对卵巢储备功能减退不孕症患者妊娠结局的影响

温肾健脾方组成为菟丝子30g，生黄芪30g，鹿角霜15g，肉苁蓉10g，巴戟天10g，枸杞子10g，熟地黄15g，山药20g，茯苓10g，炒白术10g，黄柏5g，广藿香10g，炒薏苡仁20g，炙甘草6g。加减用药：兼见口干欲饮，或潮热盗汗，或舌质偏红者为兼夹阴虚证，酌加女贞子、黄精、生地黄等；兼见经行少腹胀痛，或情志抑郁，或烦躁易怒，或经前胸胁、乳房胀痛，善太息者为兼夹肝郁证，酌加香附、柴胡、紫苏梗等；兼见形体肥胖，或胸闷泛恶，或头身困重，苔白腻者为兼夹痰湿证，酌加苍术、陈皮、半夏、白芥子等；兼见经色暗，或有血块，或伴痛经，或平素小腹或少腹疼痛，或舌紫暗为兼夹血瘀证，酌加当归、丹参、赤芍等。

本团队开展了"温肾健脾法对脾肾阳虚型卵巢储备功能

降低不孕患者行IVF/ICSI-ET妊娠结局的影响"的回顾性研究，研究收集2018年4月至2019年3月于体外受精/卵胞浆内单精子注射胚胎移植（IVF/ICSI-ET）前就诊天津中医药大学第一附属医院生殖中心的脾肾阳虚型卵巢储备功能减退不孕患者为治疗组，同期未行中医治疗的脾肾阳虚型卵巢储备功能减退不孕患者为对照组。依据纳入排除标准共收集不孕患者86例，治疗组46例，对照组40例。观察两组不孕患者IVF/ICSI-ET的平均获卵数、平均优胚数、临床妊娠率、持续妊娠率、生化妊娠率、早期流产率，结果如下。

（一）两组自然妊娠情况

治疗组46例患者，自然妊娠6例，纳入统计40例，治疗组自然妊娠率13.04%，其中早期流产2例，早期流产率33.33%。对照组无自然妊娠病例。

（二）两组IVF/ICSI-ET平均获卵数、平均优胚数比较

两组平均获卵数分别为4.05±1.93枚和3.10±1.06枚，平均优胚数分别为1.30±0.46枚和0.93±0.35枚，两组比较，差异有统计学意义（表3-1）。

表3-1　两组IVF/ICSI-ET平均获卵数、平均优胚数比较（$\overline{X}\pm S$）

组别	n（例）	平均获卵数（枚）	平均优胚数（枚）
治疗组	40	4.05±1.93	1.30±0.46
对照组	40	3.10±1.06	0.93±0.35
P		0.008	0.000

（三）两组患者IVF/ICSI-ET临床妊娠率、持续妊娠率比较

两组临床妊娠率分别为40.00%（16/40）和15.00%

（6/40），两组比较，差异有统计学意义（$P < 0.05$）；两组持续妊娠率分别为30.00%（12/40）和12.50%（5/40），差异无统计学意义（$P > 0.05$）（表3-2）。

表3-2　两组不孕患者 IVF/ICSI-ET 临床妊娠率、持续妊娠率比较

组别	n（例）	临床妊娠率（%）	持续妊娠率（%）
治疗组	40	16（40.00）	12（30.00）
对照组	40	6（15.00）	5（12.50）
P		0.012	0.056

温肾健脾方以菟丝子、生黄芪为君药，菟丝子滋补肝肾，固精缩尿，还可止泻，生黄芪补气升阳，两药合用，共奏温肾健脾之功；臣药为鹿角霜、肉苁蓉、巴戟天、枸杞子、熟地黄、山药、炒白术，助阳益阴，健脾益气；佐药藿香、黄柏、茯苓、炒薏苡仁，四药合用，助君益臣，气行则湿无以停，阳得以运；最后单用使药一味炙甘草，和中缓急，调和诸药。全方温补脾肾之阳，兼顾益气、调血、养肝、宁心、安神，共奏温肾健脾、和安五脏、益肾助孕之功。从远期来看，服药后的不孕患者卵巢功能得到了明显改善，证明温肾健脾类药物可以改善女性生殖功能，最终影响妊娠结局。

二、定坤丹（水蜜丸）对卵巢低反应不孕患者妊娠结局的影响

我们还开展了"定坤丹（水蜜丸）对卵巢低反应不孕患者IVF /ICSI-ET结局的影响——多中心随机对照试验"。定坤丹（DKD）是妇科经典的中成药，该方始于清代乾隆年间，具有滋补气血、调经舒郁的功效，临床广泛应用于痛经、月经紊乱、不孕症等疾病的治疗。近年来，许多研究者关注定坤

丹（DKD）对于生殖功能的改善。本研究旨在通过大样本、多中心随机对照试验探讨定坤丹对卵巢低反应患者卵巢反应性及IVF / ICSI–ET结局的影响。

选择2017年5月—2019年7月就诊于河北医科大学第二医院、天津医科大学总医院、天津市第一中心医院，符合标准的278例卵巢低反应不孕患者，采用动态随机分组法，按1∶1比例分为定坤丹组（$n=139$）和对照组（$n=139$）。定坤丹组为接受3个月定坤丹（水蜜丸）治疗3个月后，行IVF/ICSI–ET治疗；对照组为不经任何干预，直接行IVF/ICSI–ET治疗。观察主要疗效指标为持续妊娠率。次要疗效指标包括生化妊娠率、临床妊娠率、促性腺激素（Gn）用量及使用时间、人绒毛膜促性腺激素（HCG）日雌二醇（E_2）及孕酮（P）水平、获卵数、优胚率、周期取消率及不良反应。研究过程中DKD组脱落19例，对照组脱落20例，故DKD组120例、对照组119例纳入最终统计分析。结果如下。

（一）两组间主要疗效指标及次要疗效指标比较

DKD组持续妊娠患者36例（30.0%），对照组持续妊娠患者21例（17.6%），DKD组持续妊娠率明显优于对照组，差异具有统计学意义（$P<0.05$）。DKD组患者自然妊娠9例（7.5%），对照组患者自然妊娠1例（0.8%），DKD组自然妊娠率明显优于对照组，差异具有统计学意义（$P<0.05$）。与对照组相比，口服DKD 3个月可显著提高患者生化妊娠率（39.2% vs.25.2%，$P<0.05$），临床妊娠率（36.7%vs.22.7%，$P<0.05$）。与对照组相比，DKD组3个月可显著提高患者优质胚胎率（40.8%vs.32.4%，$P<0.05$），显著减少了Gn使用时间（$P<0.05$）。但Gn刺激总剂量、获卵数、周期取消率、HCG日

E_2 水平、HCG 日 P 水平差异无统计学意义（$P>0.05$）。（表 3-3）

表 3-3　两组间主要疗效指标及次要疗效指标比较

	DKD组 （$n=120$）	对照组 （$n=119$）	P
持续妊娠率（%）	30.0（36/120）	17.6（21/119）	0.025
生化妊娠率（%）	39.2（47/120）	25.2（30/119）	0.021
临床妊娠率（%）	36.7（44/120）	22.7（27/119）	0.018
自然妊娠率（%）	7.5（9/120）	0.8（1/119）	0.025
周期取消率（%）	8.1（9/111）	10.1（12/119）	0.603
优胚率（%）	40.8（151/370）	32.4（126/389）	0.016
获卵数（$\overline{X}\pm S$）	4.26±2.39	4.03±2.51	0.466
Gn用量（IU）	2601.42±885.02	2801.05±1022.70	0.116
Gn使用天数（days）	8.89±2.41	9.98±2.93	0.002
HCG日E_2水平（pg/mL）	1433.62±874.02	1382.17±968.14	0.675
HCG日P水平（ng/mL）	1.04±0.97	0.92±0.54	0.231

（二）治疗组治疗前后卵巢功能改善情况

定坤丹治疗后患者 AFC、AMH 平均水平较前显著升高（$P<0.05$），FSH、E_2 水平差异无统计学意义（$P>0.05$）。（表 3-4）

表 3-4　DKD组治疗前后卵巢功能改善情况比较（$\overline{X}\pm S$）

	治疗前 （$n=111$）	治疗后 （$n=111$）	P
基础FSH水平（U/mL）	8.87±3.83	8.58±2.92	0.397
基础E_2水平（pg/mL）	45.86±12.68	45.48±17.04	0.835
AMH（ng/mL）	0.82±0.45	0.97±0.58	0.000
AFC（个）	4.65±1.78	5.59±2.30	0.000

由此可见，中药定坤丹可改善患者卵巢储备功能，提高AFC数目及AMH水平，增加卵巢低反应患者持续妊娠率、生化妊娠率、临床妊娠率及优胚率，并可显著降低Gn使用时间，在卵巢低反应患者的治疗中具有良好的临床应用前景。

第六节　中西合参

对于卵巢储备功能降低合并不孕的患者，临床应积极诊治，采用中西医结合治疗，中医辨证用药，西医可配合激素补充、诱导排卵联合人工授精等治疗。而超过35岁的女性，生殖力可能会加速下滑，必要时应积极采取辅助生殖技术。

重视"种子必先调经"的中医之理。对于卵巢功能下降的患者，尤应重视月经的情况，实则是重视月经周期阴阳气血的变化。行经期重阳转阴，血海由满盈而泻溢，经血、脂膜、败精、浊液应充分排出，才能使瘀血去，新血渐生。经后期阴长阳消，阴血精液逐渐充盈，以滋养卵泡的生长和子宫内膜的正常增殖。排卵期重阴转阳，阴长至鼎盛转化为阳气，从而促使卵子成熟排出，而内膜转化为分泌期。经前期为阳长期，阳气逐渐充盛而至重，为胎孕做好准备。阴阳转化的过程出现异常，就会表现为月经的异常。

例如，一部分卵巢储备功能降低的患者出现月经周期逐渐缩短，实则肾中阴精不足，不能真正达到至重，而提前转化为阳，表现为卵泡生长加速，提前排卵，但由于缺乏阴精滋养，卵子质量也随之降低；排卵后由于重阴不足，肾阳亦化生不足，故黄体功能降低，子宫内膜容受性也随之降低，患者可表现为黄体期变短，经前阴道少量出血持续数日，方能正常来潮。也有临床表现为月经量逐渐减少，经期缩短，经净后子宫内膜仍然较厚者，或出现排卵期少量出血。实则由于肾阳不足，或脾肾阳虚，经行之时不能重阳转阴，败血浊液不能正常排出体外，瘀血不去，新血难生，故表现为月经量少色暗，排出不畅；超声下常表现为子宫内膜增厚或正常，但回声不均匀，腔线不齐，甚至出现息肉样改变。另外，若阴阳出现偏盛偏衰，重阴至阳异常，子宫内膜不能有序转化，故排卵期可出现少量阴道流血，缺乏锦丝样带下，或伴有排卵期腹痛。对于此类患者，临床上除辨证论治外，尚应重视中医月经周期疗法，根据月经周期的不同时期，调整阴阳气血，使阴阳转化有序，气血冲和。

对于行IVF-ET的卵巢储备功能减退或卵巢低反应患者，尤其是既往超促排取卵不理想的患者，建议在条件允许的情况下，至少用中药周期治疗3个月后再考虑进入试管周期，因为卵子从窦前卵泡发育至成熟卵子约需90天，中药治疗时间过短，恐难收显效。超促排阶段，中药建议选用补肾益气，滋阴养血之品，如党参、生黄芪、石斛、黄精、制首乌、阿胶、鹿角片、枸杞子、巴戟天、菟丝子、紫河车等。而取卵后，由于带走大量颗粒细胞，黄体功能不足，中药可选用补肾健脾、益气固冲之品，并酌加宁心安神的药物，如菟丝子、续断、杜仲、桑寄生、阿胶、党参、茯苓、炒白术、山药、苏梗、藿香、陈皮、苎麻根等。

参考文献

［1］Devine K，Mumford S L，WU M，et al.Diminished ovarian reserve in the United States assisted reproductive technology population：diagnostic trends among 181，536 cycles from the Society for Assisted

Reproductive Technology Clinic Outcomes Reporting System.Fertil Steril，2015.

［2］Ubaldi Filippo，Vaiarelli Alberto，D'Anna Rosario，et al. Management of poor responders in IVF：is there anything new? Biomed Res Int，2014：352098.

［3］Conforti A，Esteves SC，Picarelli S，et al. Novel approaches for diagnosis and management of low prognosis patients in assisted reproductive technology：the POSEIDON concept.Panminerva Med，2019，61（1）：24-29.

［4］García Désirée，Brazal Sarai，Rodríguez Amelia，et al. Knowledge of age-related fertility decline in women：A systematic review. Eur J Obstet Gynecol Reprod Biol，2018，230：109-118.

［5］Crawford NM，Steiner AZ.Age-related infertility.Obstet Gynecol Clin N Am，2015，42（1）：15-25.

［6］Centers for Disease Control and Prevention，American Society for Reproductive Medicine，Society for Assisted Reproductive Technology.2015 Assisted Reproductive Technology National Summary Report.Atlanta（GA）：US Dept of Health and Human Services，2017.

［7］Committee on Gynecologic Practice，Committee opinion no.618：Ovarian reserve testing.Obstet Gynecol，2015，125：268-273.

［8］Younis J S，Ben-A M，Ben-S I.The Bologna criteria for poor ovarian response：a contemporary critical appraisal.J Ovarian Res,2015,8：76.

［9］Haadsma ML，Groen H，Mooij TM，et al.OMEGA Project Group. Miscarriage risk for IVF pregnancies in poor responders to ovarian hyperstimulation.Reprod Biomed Online，2010，20（2）：191-200.

［10］Morin SJ，Patounakis G，Juneau CR，et al.Diminished ovarian reserve and poor response to stimulation in patients <38 years old：a quantitative but not qualitative reduction in performance.Hum Reprod，2018，33（8）：1489-1498.

［11］Practice Committee of the American Society for Reproductive Medicine，Testing and interpreting measures of ovarian reserve：a committee opinion.Fertil Steril，2015，103：e9-e17.

［12］武学清，孔蕊，田莉，等.卵巢低反应专家共识.生殖与避孕，2015，35（2）：71-79.

［13］Zhu MC，Wang SS，Yi SL，et al.A predictive formula for selecting individual FSH starting dose based on ovarian reserve markers in IVF/ICSI cycles.Arch Gynecol Obstet，2019，300（2）：441-446.

［14］Ferraretti AP，La Marca A，Fauser BCJM，et al.ESHRE consensus on the definition of 'poor response' to ovarian stimulation for in vitro fertilization：the Bologna criteria.Hum Reprod，2011，26（7）：1616-1624.

［15］Poseidon Group（Patient-Oriented Strategies Encompassing IndividualizeD Oocyte Number），Alviggi C，Andersen CY，et al. A new more detailed stratification of low responders to ovarian stimulation：from a poor ovarian response to a low prognosis concept.Fertil Steril，2016，105（6）：1452-1453.

［16］Pacheco Alberto，Cruz Marí a，Iglesias Carlos，et al.Very low anti-m ü llerian hormone concentrations are not an independent predictor of embryo quality and pregnancy rate.Reprod Biomed Online，2018，37：113-119.

［17］夏桂成，谈勇.中国百年百名中医临床家丛书·夏桂成.北

京：中国中医药出版社，2001，5-11.

［18］陈赟，钱菁，夏桂成.夏桂成教授辨治卵巢功能低下性不孕症经验探析.北京中医药大学学报，2013，36（2）：129-131.

［19］李伟，柴嵩岩.柴嵩岩治疗卵巢早衰不孕验案.中国中医药信息杂志，2017，24（11）：110-111.

［20］林洁.尤昭玲教授辨治不孕症的临证思路.湖南中医药大学学报，2011，31（9）：3-7.

［21］王春梅，汤玲，肖承悰.肖承悰运用益肾理冲法治疗卵巢储备功能减退经验.中医杂志，2019，60（14）：1188-1190.

［22］陈滢如，李春华，赵丹.针灸辅助生殖功能的国内研究进展.上海针灸杂志，2019，38（5）：578-582.

［23］Stener-Victorin E，Wu X.Effects and mechanisms of acupuncture in the reproductive system.Auton Neurosci，2010，157（1-2）：46-51.

［24］HE J，YANG L，QING Y，et al.Effects of electroacupuncture on bone mineral density，oestradiol level and osteoprotegerin ligand expression in ovariectomised rabbits.Acupunct Med，2014，32（1）：37-42.

［25］Stener-Victorin E，Jedel E，Manneras L.Acupuncture in polycystic ovary syndrome：current experimental and clinical evidence.J Neuroendocrinol，2008，20（3）：290-298.

［26］戴泽琦，孙伟伟，赵瑞华.近10年针灸影响子宫内膜容受性的国内外研究进展.中国针灸，2018，38（4）：451-455.

第四章　子宫内膜异位症

第一节　西医概览

子宫内膜异位症（endometriosis，EMS）是指具有活性的子宫内膜腺体或间质在子宫腔被覆内膜及子宫以外的部位出现生长、浸润的疾病，临床表现为进行性加重的继发性痛经、慢性盆腔痛、性交不适及不孕等，好发于育龄期女性，为常见妇科疾病之一，简称内异症。育龄女性中内异症的发病率为10%~15%，其中有40%~50%合并不孕症，是正常人群的20倍；而不孕症妇女患内异症的概率为20%~50%，是有正常生育能力妇女的6~8倍。

一、病因病理

2000年Buyalos等首次提出"内异症相关性不孕"的概念，指出不孕症与内异症之间的相互影响。现有研究显示，内异症引起的盆腔粘连可能影响排卵及卵子的运输；内异症患者的子宫内膜中免疫球蛋白G（IgG）和免疫球蛋白A（IgA）抗体及淋巴细胞增加，一些内异症患者在胚胎着床时子宫内膜整合素表达降低，可能会影响子宫内膜容受性和胚胎植入；内异症患者可能存在内分泌失调和排卵障碍等问题，包括未破裂卵泡黄素

化综合征、黄体功能障碍、卵泡生长异常等，并且内异症可能
导致患者的卵母细胞和胚胎质量异常；内异症患者血清中炎性
细胞因子浓度升高，可能导致全身性炎症，进而对卵母细胞、
精子、胚胎或输卵管功能产生不良影响。以上研究指出了内异
症可能通过影响妊娠的各个环节最终引起不孕，但是关于内异
症造成不孕的具体机制目前仍未明确。

二、诊断

临床通常根据症状体征、影像学检查、腹腔镜检查及血
清CA125水平等来诊断内异症。腹腔镜探查术是目前确诊内异
症的金标准，但是由于腹腔镜检查发现微小病变的概率较低，
且对微小病变进行处理后并不能明显改善妊娠率，因此并不推
荐对无症状的不孕症患者进行常规腹腔镜检查。经阴道超声检
查可确认或排除卵巢子宫内膜异位症囊肿，但无法发现散在的
腹膜型内异症。只有部分内异症患者血清CA125水平会轻度升
高（≥35U/mL），因此也不能单纯通过CA125诊断内异症。临
床应通过症状、体征和超声检查进行初步判断，怀疑不孕症合
并深部浸润内异症时，推荐使用MRI评估病灶对肠管、膀胱、
输尿管等组织的侵犯情况，并建议由有经验的妇产科影像学家
判读MRI的结果。

世界子宫内膜异位症学会（WES）2016年发布的子宫内
膜异位症的分类共识，推荐对所有经手术治疗的内异症患者
使用修正后的美国生殖医学会（ASRM）分期，并对有生育要
求的患者进行子宫内膜异位症生育指数（endometriosis fertility
index，EFI）评分。

ASRM分期主要根据腹膜、卵巢病变的大小及深浅，卵巢、输卵管粘连的范围及程度，以及直肠子宫陷凹封闭的程度进行评分，共分为4期：Ⅰ期（微小病变），1~5分；Ⅱ期（轻度），6~15分；Ⅲ期（中度），16~40分；Ⅳ期（重度），＞40分。ASRM分期是目前国际上使用最普遍的内异症临床分期，其主要缺陷是对患者的妊娠结局、疼痛症状及复发没有很好的预测性，并且对生育的影响关系不明确。EFI评分系统由Adamson和Pasta于2010年在对内异症相关不孕症患者的前瞻性研究中提出，是目前唯一与患者的生殖预后相关的评分系统。EFI评分在ASRM评分及输卵管最低功能（least function，LF）评分的基础上，进一步对患者年龄、不孕年限、孕产史、输卵管及卵巢功能进行综合量化评估，最终根据评分对患者的生育能力进行预测，并提出治疗建议。评分越高，妊娠概率越大。EFI＞9分，提示有良好的生育能力；EFI＜4分，提示生育能力差。需注意的是，EFI预测妊娠结局的前提是男方精液正常，女方卵巢储备功能良好且不合并子宫腺肌病。

三、治疗

2015年中华医学会妇产科学分会子宫内膜异位症协作组制定的《子宫内膜异位症的诊治指南》指出，内异症的治疗目的是减灭和消除病灶、减轻和消除疼痛、改善和促进生育、减少和避免复发。治疗方案的选择要综合考虑患者年龄、生育要求、症状的严重性、既往治疗史、病变范围及患者的意愿。

对于内异症合并不孕症患者，治疗时应以尽早受孕为目标，治疗方案要基于患者EFI评分、年龄、内异症的期别、其他的不孕因素和患者的意愿等进行个体化治疗。轻度内异症合并不孕症患者可先考虑期待疗法，如半年未孕则应考虑药物、诱发排卵、手术、ART等其他治疗。而对于年龄＞30岁、不孕年限超过3年或合并轻中度男方因素的轻度内异症患者，应直接考虑进行诱导排卵或IUI，如诱导排卵或IUI治疗3~4个周期未孕，则建议行手术治疗IVF-ET助孕。中、重度内异症合并不孕症患者期待妊娠率较低，建议先行手术治疗，手术中应用EFI评分评估患者生育力，以便于制定个体化治疗方案，提高妊娠率。手术后可进行期待妊娠或诱发排卵治疗，若术后1年未孕，建议行IVF。手术患者术后1年内的妊娠率较高，随着术后时间的延长，妊娠率逐渐下降。

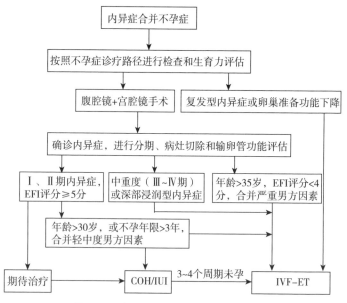

图4-1　内异症合并不孕的诊治流程图

第二节　中医病因病机

　　"子宫内膜异位症"可参见中医古籍对"痛经""月经不调""癥瘕""不孕"等病的记载。《灵枢·水胀》曰："石瘕生于胞中，寒气客于子门，子门闭塞，气不得通，恶血当泻不泻，衃以留止，日以益大，状如怀子，月事不以时下，皆生于女子，可导而下。"

　　中医认为内异症的病因是离经之血蓄积于下焦所致，此离经之血即瘀血。"血溢脉外，导致离经之血。"《景岳全书·妇人规》曰："瘀血留滞作癥，惟妇人有之。其证则或由经期，或由产后，凡内伤生冷，或外受风寒……或忧思伤脾，气虚而血滞，或积劳积弱，气弱而不行，总由血动之时，余血未净，而一有所逆，则留滞日积而渐以成癥矣。"此论述从一定程度上揭示了本病的病因病机。而《证治准绳·女科》认识到本病与不孕症之间的联系："血瘕之聚，令人腰痛不可以俯仰，横骨下有积气，牢如石，少腹里急苦痛，背膂疼深达腰腹，下挛阴里，若生风冷，子门僻，月水不时，乍来乍不来，此病令人无子。"

　　现代医家多认为内异症的关键病机是"瘀血阻滞"，对本病的论治较多。例如韩冰教授提出瘀血内停为本病的基本病理，"气、血、痰"三要素为本病关键，"瘀久夹痰，渐成癥瘕"为病机的演变特征。"血实宜决之""可导而下之"，根据内异症"瘀久夹痰，渐成癥瘕"的病机特点制定了活血化瘀、软坚散结的治疗大法，在治疗时应谨守病机，不能单用活血化瘀之法，应将化瘀软坚、消痰散结等法有机结合，才能解除痰瘀凝结、胶着相依之势，使癥瘕积聚有形之物，缓缓消融于无形之中。韩冰教授治疗内异症倡导化瘀为主，诸法相辅；随证加减，周期用药。夏桂成教授认为本病以肾阳不足为本、瘀血互结为标，在治疗中应重视温补肾阳、心肾调护。对内异症所致不孕的治疗当以活血化瘀治其标，温肾益气治其本。针对本病患者的肾气不足，平时治疗重在燮理阴阳，调周助孕；经后期补肾活血生精；排卵期补肾助阳调气血，推动卵子排出；经前期助阳疏肝，理气化瘀；并配合局部中药灌肠，辅助治疗。蔡小荪教授认为内异症的病机为宿瘀内结，积而成癥，故以《素问·调经论》"病在脉，调之血；病在血，调之络"为原则，治以"通法"为主，活血消癥，适时结合补肾周期疗法。其治疗本病的经验特色在于通因通用，以通促孕；辨期辨病，中西合璧；用药灵活，轻重自如；注重情志，顾护脾胃。朱南孙教授认为本病与产育、人工流产及剖宫产等有关，另外非时行房，败精瘀血相合，久瘀成癥瘕；本病分为气滞血瘀、血热互结、邪恋正虚三个阶段，治疗上以"活血化瘀，软坚散结，扶正达邪，攻补兼施"为法则。

　　笔者认为，本病为本虚标实之证，本虚主要责之于肾与脾。禀赋不足，或因房劳多产，或为手术所伤，肾气亏损，阳气不足，失于温煦，血行迟滞，瘀血阻滞胞宫、冲任；或素体脾虚、忧思劳倦伤脾，气虚运血无力，血行迟滞，瘀滞胞宫冲任；或脾肾阳虚，水湿代谢及运化失职，湿聚成痰，痰湿与瘀血相结，瘀阻胞宫。标实主要表现为瘀血、湿浊与气滞，临床往往是气滞、瘀血与湿浊胶结，渐成癥瘕。

第三节　中医辨证论治

本病的治疗以助孕为根本目标，宜标本兼顾，以补肾健脾温阳为本，行气活血、祛瘀散结为标，通补兼施，使正气充足，气血调和，冲任通畅。亦可根据标本缓急，急则治其标，缓则治其本，先予活血化瘀、软坚散结之法，待实邪渐消，再补肾健脾，益气养血，以充养胞宫冲任。

根据患者月经周期的不同阶段治疗亦有侧重。经期以祛瘀止痛为先，平时重在补肾温阳、化瘀消癥、调冲促孕。本病疗程较长，故用药时切忌一味使用攻伐之剂，宜配伍补肾温阳、健脾益气、疏肝养血之品，以预培其损。临床常见肾虚血瘀证、寒凝血瘀证、湿热瘀结证及痰瘀互结证四种证型。

一、肾虚血瘀证

临床症状：婚久不孕，经行腹痛，得温则减；经量或多或少，色紫暗有块；畏寒肢冷，腰膝酸软，面色晦暗；夜尿频，大便溏。

舌脉：舌质淡暗或紫暗，脉沉细涩。

治法：补肾益气，化瘀散结。

常用方：温胞饮（《傅青主女科》）合桂枝茯苓丸（《金匮要略》）。

药物：巴戟天、补骨脂、菟丝子、肉桂、杜仲、白术、山药、芡实、人参、附子、桂枝、赤芍、牡丹皮、桃仁、茯苓。

若兼见经血量多、神疲乏力、大便溏稀者，加生黄芪、炮姜炭等；若腹痛甚、血块较多者，加三七、血竭、五灵脂等；盆腔结节包块者，加乳香、没药、土鳖虫等；肛门坠胀甚者，加柴胡、枳壳、炒莱菔子等。

二、寒凝血瘀证

临床症状：婚久不孕，经前或经期小腹冷痛或绞痛，拒按，得热痛减；形寒肢冷，大便不实。

舌脉：舌淡胖，舌色或暗，或有瘀斑、瘀点，苔白，脉沉迟而涩。

治法：温经散寒，化瘀止痛。

常用方：少腹逐瘀汤（《医林改错》）。

药物：小茴香、肉桂、干姜、延胡索、蒲黄、五灵脂、当归、川芎、赤芍、没药。

若腰膝酸软、畏寒怕冷、久不受孕者，加续断、杜仲、菟丝子、党参等；若经血淋漓难净者，加艾叶、炮姜、益母草等；盆腔包块者，加三棱、莪术、土鳖虫；经血量多者，加花蕊石、艾叶炭、阿胶等。

三、湿热瘀结证

临床症状：婚久不孕，月经量多，色红质稠，带下量多，色黄质黏；经前或经期小腹灼热疼痛，拒按，得热痛增，或经期发热；大便或干燥或黏腻不爽；盆腔结节包块触痛明显。

舌脉：舌质紫红，苔黄而腻，脉滑数或涩。

治法：清利湿热，化瘀止痛。

常用方：小柴胡汤（《伤寒论》）合桃核承气汤（《伤寒论》）。

药物：柴胡、黄芩、法半夏、人参、炙甘草、生姜、桃仁、大黄、桂枝、芒硝。

若带下黄稠、下焦湿热者，加牡丹皮、大血藤、白花蛇舌草、薏苡仁、败酱草等；经血量多者加生地榆、茜草、益母草等。

四、痰瘀互结证

临床症状：婚久不孕，形体肥胖；经前或经期小腹痛，拒按；肢体沉重，胸闷纳呆，呕恶痰多。

舌脉：舌紫暗，或边尖有瘀斑，苔腻，脉弦滑或涩。

治法：化痰散结，活血化瘀。

常用方：妇痛宁（韩冰经验方）。

药物：丹参、三棱、莪术、浙贝母、薏苡仁、血竭、鳖甲、穿山甲（临床酌情替换其他中药）、水红花子、海藻、皂角刺、茯苓。

若形体肥胖、胸闷痰多者，加苍术、香附、法半夏等；神疲乏力、经行泄泻者，加党参、黄芪、炒白术等。

第四节　其他治法

一、中药保留灌肠治疗

直肠为子宫邻近器官，直肠的生理特点使中药保留灌肠药效可直达病所。夏桂成教授提倡在口服中药的同时配合药液灌肠与离子导入，使药液作用于患者腰骶部及腹部疼痛处，由于局部药物浓度高，药液通过皮肤和肠黏膜，其有效成分被充分吸收后可直接作用于靶器官，药物可很快在盆腔弥散，直达异位症病所，化瘀散结效果佳，止痛效果好。灌肠药物可选用桂枝、九香虫、大血藤、薏苡仁、丹参、皂角刺、三棱、莪术、路路通、乳香等，以3个月为1个疗程，一般坚持治疗3～6个疗程可获佳效。

二、火针治疗

取中极、关元及双侧子宫、八髎、水道、归来、肾俞、三阴交，每次选4～6个穴位，交替选用。患者根据施针要求选择相应的体位，暴露施针部位，局部以75%酒精常规消毒，将针烧至通红时，迅速将针准确地刺入相应的穴位，随即出针，火针提离皮肤后，迅速用干棉球按揉针孔，防止出血或感染。从月经前1周开始治疗直至月经结束，每周2次，3个月为1个疗程。火针疗法具有针和灸的双重作用，既有针的刺激又有灸的温热刺激。国医大师贺普仁认为，火针一方面可温热助阳，激发经气，故可疏通经络，行气活血，消除癥结；另一方面火针又能助阳化气，使气机疏利，津液运行，凝滞之痰邪、湿邪因而化解。

第五节　中西合参

研究发现中医治疗内异症可明显缓解疼痛症状，缩小异位病灶，抑制术后复发，提高妊娠率。但切不可盲目单纯长时间使用中药治疗，一定要根据患者年龄、不孕年限、卵巢储备功能、输卵管功能、内异症严重程度及男方因素等进行个体化治疗。

如不孕年限短、卵巢功能较好且男方精液正常的轻度内异症患者，可先进行期待疗法，在此过程中可配合使用中药及针灸治疗，结合诱导排卵治疗或IUI治疗；如果试孕6个月，仍未成功妊娠者，结合年龄因素，建议尽早考虑手术或IVF。若需要手术者，在手术后，建议轻度内异症合并不孕患者，可不使用促性腺激素释放激素激动剂（GnRH-a），而采用中药针灸治疗或中药与诱发排卵联合治疗，提高妊娠率。对于中重度患者，术后在使用GnRH-a制剂的同时，加用中药治疗，尽快改善其体质。手术后一年尚未妊娠者，则应考虑IVF助孕。

内异症合并不孕症患者，往往病程较长，本虚与标实并存，但有以邪实为主，有以本虚为主，临证需辨证明确，以确定治疗大法。或补虚泻实同治，补虚即补肾温阳、健脾益气、养血调冲，泻实即活血化瘀、软坚散结、疏肝理气、化痰除湿、清利湿热，如此补虚亦助于泻实。或泻实为先，衰其大半后再着手补虚，以免补益后更增邪实，此即"瘀血不去，新血难生"之理。若以虚证为主，则可专事补益，正气充足则邪实自消，而不必专事祛瘀，反而伤正，更助邪实。但凡合并不孕者，切不可不补肾气，因肾主生殖，"四脏相移，必归脾肾""五脏之伤，穷必及肾"，故补肾方能调经助孕。

中医药治疗内异症的优势还体现在不影响备孕进程，可以边服用药物边试孕，而不用避孕。临床上可以结合中药周期疗法，卵泡期加用滋阴养血药物，促进卵泡发育，排卵期理气活血，温阳益气以助排卵，黄体期温肾助阳，调养冲任以利胚胎着床，如此可提高内异症患者的受孕概率。

参考文献

［1］中华医学会妇产科学分会子宫内膜异位症协作组.子宫内膜异位症的诊治指南.中华妇产科杂志，2015（3）：161-169.

［2］张久红.子宫内膜异位症相关不孕的治疗研究进展.实用妇科内分泌电子杂志，2018，5（28）：10-14.

［3］乔杰.生殖医学临床指南与专家解读.北京：人民军医出版社，2014：14-25.

［4］Schenken RS，Asch RH，Williams RF，et al.Etiology of infertility in monkeys with endometriosis：luteinized unruptured follicles，luteal phase defects，pelvic adhesions，and spontaneous abortions.Fertil Steril，1984，41：122-130.

［5］Lessey BA，Castelbaum AJ，Sawin SW，et al.Aberrant integrin expression in the endometrium of women with endometriosis.J Clin Endocrinol Metab，1994，79：643-649.

［6］Pellicer A，Oliveira N，Ruiz A，et al.Exploring the mechanism（s）of endometriosis-related infertility：an analysis of embryo development and implantation in assisted reproduction.Hum Reprod，1995，10（Suppl 2）：91-97.

［7］郎景和，崔恒，戴毅，等.2015年子宫内膜异位症的诊治指南专家解读.中华妇产科杂志，2017，52（12）：857-861.

［8］Practice Committee of the American Society for Reproductive Medicine. Endometriosis and infertility：a committee opinion.Fertil Steril，2012，98：591-598.

［9］Johnson Neil P，Hummelshoj Lone，Adamson G David，et al.World Endometriosis Society consensus on the classification of endometriosis.Hum Reprod，2017，32：315-324.

［10］张琬琳，王晓红.子宫内膜异位症相关不孕诊治指南解读.实用妇产科杂志，2018，34（5）：341-343.

［11］Revised American Society for Reproductive Medicine

classification of endometriosis：1996.Fertil Steril，1997，67（5）：817-821.

［12］Adamson G David，Pasta David J. Endometriosis fertility index：the new，validated endometriosis staging system.Fertil Steril，2010，94：1609-1615.

［13］谈勇.中医妇科学.10版.北京：中国中医药出版社，2016：276-282.

［14］韩冰.中国现代百名中医临床家丛书·韩冰.北京：中国中医药出版社，2007：188-205.

［15］马悦，王雅楠，宋殿荣.基于数据挖掘系统分析韩冰治疗子宫内膜异位症的用药规律.山西中医，2015.

［16］景彦林.夏桂成辨治子宫内膜异位症不孕经验.中医杂志，2011，52（21）：1822-1823.

［17］王芳，付金荣.蔡小荪治疗子宫内膜异位症不孕经验.中医杂志，2014，55（4）：283-285.

［18］张飞宇，谈媛，许传荃，等.朱南孙治疗子宫内膜异位症临证经验撷英.上海中医药杂志，2009，43（8）：1-2.

［19］贾春霞，朱志红.中药保留灌肠在妇科病中的应用概况.世界中医药，2011，6（2）：155-157.

［20］刘巧玲，滕辉，王俊玲，等.火针治疗子宫内膜异位症临床观察.上海针灸杂志，2014，33（8）：734-735.

［21］贺普仁.火针的机理及临床应用.中国中医药现代远程教育，2004，10（2）：21-23.

［22］苏晓华.中医药治疗子宫内膜异位症研究进展.光明中医，2018，33（20）：3106-3108.

第五章　盆腔炎性疾病

第一节　西医概览

盆腔炎性疾病（pelvic inflammatory disease，PID）指女性上生殖道的一组感染性疾病。机体自然防御功能被破坏、免疫力降低、内分泌发生变化、外源性病原体侵入，均可导致炎症的发生，而若炎症治疗不及时或者不彻底均可影响盆腔及相关器官的正常解剖结构和功能，导致盆腔炎性疾病的发生。盆腔炎性疾病的迁延不愈通常可导致不孕、输卵管妊娠、慢性盆腔痛等，其中不孕为此病的常见结局。患盆腔炎性疾病后不孕的发生率可高达20%~30%，其发生次数及严重程度直接与不孕症的发生率相关，轻、中、重度盆腔炎性疾病所致不孕病的发生率分别为0.6%、6.2%、21.4%。盆腔炎性疾病变导致不孕症的常见病因有输卵管炎性病变、慢性子宫内膜炎等。

一、输卵管炎性病变

（一）病因病理

输卵管参与卵子的拾取、精子的运输，是精卵结合、胚胎早期发育并将其运送至宫腔的重要场所。输卵管炎性病变会破坏输卵管组织，引起增生、粘连及瘢痕形成，导致输卵管阻塞、增粗，输卵管积水、积脓，输卵管卵巢肿块、囊肿等，以上情况会导致输卵管蠕动异常、黏膜受损、伞端闭锁，影响输卵管的通畅度甚至逆行感染，使宫腔微环境被破坏，进而导致不孕。

（二）诊断

1990年美国生殖学会对腹腔镜下的输卵管盆腔病变进行了分度。轻度：输卵管积水直径＜1.5cm或无积水，输卵管伞端可见，输卵管或卵巢周围无明显粘连，术前子宫输卵管造影形态正常。中度：输卵管积水直径为1.5~3.0cm，伞端结构需要辨认，输卵管或卵巢周围有粘连，但尚不固定，子宫直肠陷凹有少许粘连，术前子宫输卵管造影正常形态丧失。重度：输卵管积水直径＞3.0cm，输卵管伞端闭锁、不可见，盆腔或附件区致密粘连，子宫直肠陷凹封闭或盆腔粘连严重致使盆腔内器官难以辨认，术前子宫输卵管造影正常形态丧失。

（三）治疗

对于轻中度输卵管炎性病变，可先考虑运用中医药综合疗法治疗；重度输卵管炎性病变中，输卵管远端梗阻者可行腹腔镜下盆腔粘连分离术、输卵管伞端整形或造口术，输卵管积水者推荐输卵管切除和近端阻断术，后续行IVF治疗。

二、慢性子宫内膜炎

慢性子宫内膜炎（chronic endometritis，CE）是一种持续存在的子宫内膜炎症，已有临床证据发现慢性子宫内膜炎与不明原因不孕、宫腔粘连、反复种植失败、复发性流产等疾病密切相关。其病理组织表现为子宫内膜局部持续间质区异常浆细胞浸润，镜下出现形态学改变，其中，"草莓征"为慢性子宫内膜炎的典型表现。目前临床常结合子宫内膜组织免疫组化CD38/138阳性以及宫腔镜检查作为诊断标准。

（一）病因病理

慢性子宫内膜炎可以通过调节性激素受体的功能，减弱孕酮P4诱导子宫内膜基质细胞蜕膜化的作用，降低子宫内膜基质细胞的分化潜能；慢性子宫内膜炎局部内膜浆细胞的浸润及炎症介质的渗出引起的细胞毒作用使细胞坏死率增加，影响子宫内膜纤维化稳态，扰乱子宫内膜微环境；同时慢性子宫内膜炎会导致子宫内膜上皮细胞胞饮突发育滞后，种植因子表达下降等。以上均提示慢性子宫内膜炎会导致子宫内膜容受性降低，对胚胎植入及妊娠维持存在负面影响。

（二）治疗

在治疗上，目前慢性子宫内膜炎的治疗方案为口服抗生素进行治疗，首选药物为多西环素（可覆盖常见致病菌和支原体），也有学者提出使用氧氟沙星联合甲硝唑进行一线治疗。还有学者根据病原体培养或检测结果，针对性使用抗生素治疗。

第二节 中医病因病机

盆腔炎性疾病可归属于中医学"癥瘕""妇人腹痛""带下病""月经不调""不孕症"等范畴。就"不孕症"论之，《诸病源候论·妇人杂病诸候》指出："若经血未尽，而合阴阳，即令妇人血脉挛急，小腹重急支满，胸胁腰背相引，四肢

酸痛，饮食不调，结牢。恶血不除，月水不时，或月前月后因
生积聚，如怀胎状……瘕之聚，令人苦四肢寒热，身重淋露，
不欲食……腰背相引痛，月水不利，令人不产，小腹急，下引
阴中如刀刺，不得小便，时苦寒热，下赤黄汁，病苦如此，令
人无子。"傅山《傅青主女科》有"任脉虚则带脉坠于前，督
脉虚则带脉坠于后……任督之脉既虚，而疝瘕之症必起。疝瘕
碍胞胎而外障，则胞胎缩于疝瘕之内，往往精施而不能受"等
论述。可见古人对于盆腔炎性疾病所致不孕已有较为深刻的
认知。

　　现代中医界对此类病证的认识各有不同。夏桂成教授认
为，盆腔炎慢性阶段的病理因素为瘀血、湿热或湿浊，加之正
气不足，使得病情缠绵难愈，治疗须从整体来考虑，深究瘀
血、湿浊的根源，提倡以祛邪养正为本，心—肾—子宫轴调控
下的月经周期疗法，治以心肾交合、化瘀止痛。许润三教授认
为此类患者"瘀血阻滞冲任"的状态多由于其本身阳气不足，
无力伐邪，此时若一味清热解毒，则邪不去而真元更伤，反而
助邪。化瘀祛滞、运行冲任胞脉气血全赖阳气推动，故温药有
助于推动血行，消散瘀血。临证需依据患者病程长短、体质虚
实、所感病邪之寒热盛衰，运用益气升阳、温中补虚，或补
虚行滞、温通化瘀、缓急止痛等方法辨证治疗，取"补而通
之""温而行之"之意。

　　罗颂平教授认为，导致盆腔炎性疾病后遗症的主要原因
为正气虚、外邪入侵，"正气不足，寒湿热邪与血相搏""肝
郁气滞，瘀阻冲任"而发病，临证治疗需明辨虚实，辨证论
治，扶正祛邪，调畅气机，遣方用药轻灵精准。谈勇教授认
为其病机主要在"湿"与"瘀"，病位在肾，涉及肝脾，治

疗上以"扶正改邪"为原则,立扶正改邪方联合调周法,运用清热利湿、活血化瘀、散寒除湿、疏肝行气、补肾健脾益气等治法,并配合中药直肠导入、外敷等外治法、心理疏导等来提高临床疗效。金哲教授认为本病病机以脾虚为本,湿瘀互结为标,多由于素体不足,脾胃虚弱,或平素忧思郁结,饮食不节,损及后天之本,脾虚运化失司则水湿内停,气血运行无力则血行迟滞,发为血瘀,湿瘀相合而为患,加上人工流产术、诊刮术或不良性生活史等外因加重病情,最终使该病缠绵难愈。治疗上主要采用健脾利湿、化瘀通络止痛之法,给予中药口服的同时配合中药足浴,两者紧密结合以扶正祛邪。

笔者长期临床诊疗中发现,盆腔炎性疾病导致不孕症的主要病机为寒湿凝滞、湿热瘀结、气虚血瘀、肝郁脾虚。临床多由外源性感染如刮宫手术,或行经不注意卫生,不洁性交等所致。外邪侵袭,渐生湿浊,加之本身肾阳亏虚,寒湿内生,浊气侵扰,与经血中原有水湿浊液相交,或窜入经络,侵及盆腔附件组织,蕴蒸发热,导致子宫内膜炎、盆腔炎等;湿浊瘀滞,难以去除,湿浊日久,兼夹血瘀,可产生子宫内膜、附件、盆腔组织粘连、积水等病证,临床以输卵管炎性病变最为常见。此外,患者肾气不足或肾气受损,或因大病久病,素体虚弱,或平素情志不舒,肝失条达,均可致血行瘀滞,另湿热内蕴,与瘀血交结,最终阻滞冲任、胞宫、胞脉,则致女性不孕。而长期不孕者,多由于邪气日久,伤及阳气,阳气不足,内外合邪,婚久不孕,情志不畅,肝气郁结。

第三节 中医辨证论治

临床常见证型包括寒湿凝滞证、湿热瘀结证、气虚血瘀证、肾虚血瘀证、肝郁脾虚证。

一、寒湿凝滞证

临床症状：婚久不孕，下腹绵绵作痛或冷痛，腰骶疼痛，喜温喜按，头晕耳鸣，带下量多，色白质稀，月经量少或月经错后，经色暗，形寒肢冷，大便溏薄。

舌脉：舌淡暗，苔白腻，脉沉迟。

治法：温肾健脾，化湿蠲浊。

常用方：少腹逐瘀汤（方见子宫内膜异位症）。

若兼见腰酸腿软者，加续断、杜仲等；大便溏薄者，证属脾虚，酌加生黄芪、山药、炒薏苡仁等；下腹冷痛较甚者，酌加延胡索、乌药、艾叶等；带下量多、质稀者，酌加芡实、金樱子等。

二、湿热瘀结证

临床症状：婚久不孕，少腹胀痛，或痛连腰骶，经行或劳累时加重，或下腹癥块，带下量多，色黄；脘闷纳呆，口腻不欲饮，大便溏或秘结，小便黄赤。

舌脉：舌暗红，苔黄腻，脉滑或弦滑。

治法：清热利湿，化瘀止痛。

常用方：清热利湿汤（《刘奉五妇科经验》）。

药物：瞿麦、萹蓄、通草、车前子、滑石、蒲公英、连

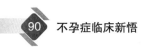

翘、延胡索。

若湿邪甚，腹胀痛者，酌加茯苓、厚朴、大腹皮等；带下量多，黄稠如脓者，酌加黄柏、黄芩等；便溏者，酌加炒白术、薏苡仁、藿香等。

三、气虚血瘀证

临床症状：婚久不孕，小腹隐痛或坠痛，缠绵日久，或痛连腰骶，或下腹有癥块，带下量多，色白质稀；经期延长或量多，经色淡暗，伴精神萎靡，体倦乏力，食少纳呆。

舌脉：舌淡暗，或有瘀点，苔白，脉弦细或沉涩。

治法：益气健脾，化瘀止痛。

常用方：理冲汤（《医学衷中参西录》）。

药物：生黄芪、党参、白术、生山药、天花粉、知母、三棱、莪术、生鸡内金。

若下腹痛较甚者，酌加延胡索、香附、没药等；湿盛者，酌加薏苡仁、萆薢等；兼见腹泻者，重用白术。

四、肾虚血瘀证

临床症状：婚久不孕，下腹绵绵作痛，腰脊酸痛，痛连腰骶，膝软乏力，白带量多，遇劳累则加重，喜温喜按，或伴月经后期或量少，经血暗夹块；畏寒肢冷，头晕耳鸣，夜尿频多，性欲淡漠。

舌脉：舌淡暗，苔白，脉沉细涩。

治法：温肾助阳，活血宽带。

常用方：宽带汤（《傅青主女科》）。

药物：人参、白术、补骨脂、巴戟天、杜仲、肉苁蓉、熟地黄、当归、白芍、麦冬、五味子、莲子。

若肾阳虚较著者，可用温胞饮（方见总论）加减。

五、肝郁脾虚证

临床症状：婚久不孕，少腹胀痛，情绪抑郁或烦躁易怒，经前乳房胀痛，或脘腹胀闷，食后尤甚，纳呆，大便不成形；或经期腹痛加重，胸胁胀闷或窜痛，善太息，经行先后不定期，淋漓不畅或闭经，经色暗或有血块，或经色淡、质稀，带下量多，色白质稀，或经行腹泻。

舌脉：苔薄白或腻，脉弦或缓。

治法：疏肝解郁，健脾益气。

常用方：开郁种玉汤（《傅青主女科》）合完带汤（《傅青主女科》）。

药物：人参、白术、补骨脂、巴戟天、杜仲、肉苁蓉、熟地黄、当归、白芍、麦冬、五味子、莲子、香附、牡丹皮、茯苓、天花粉。

若兼见纳呆、大便稀溏者，酌加生黄芪、藿香、芡实等；腰膝酸软、畏寒者加续断、杜仲等；肝郁化热，而见心烦口苦、舌苔黄或黄腻者，酌加栀子、茵陈等。

对于输卵管通而不畅、远端轻度粘连所致不孕者，多为络脉不通，阻滞冲任，另附件所在为肝经所过，故大多从肝、从瘀论治，可在临证基础上酌加王不留行、路路通、穿破石、皂角刺、地龙、川楝子、威灵仙、三棱、莪术、荔枝核、水蛭、丝瓜络、大血藤等以疏肝通络。对于输卵管轻度积水者，临床自觉症状多不明显，多见少腹隐痛或下坠感，可参考刘奉五教授之分型论治：偏于寒湿者，可用四物汤加柴胡、赤芍、荆芥穗、昆布、海藻、白芷、夏枯草、藁本、荔枝核；偏于湿热者，可用八正散加减。因此类患者病情缓慢，故可制成丸剂久服，取其势缓而药力持久之特性。而双侧输卵管重度积水，且反复试管失败的患者，建议及时行输卵管切除术。

第四节　其他治法

一、中药灌肠

中药灌肠理疗是中医治疗盆腔炎性疾病的特色治疗方法，中药汤剂通过直肠黏膜吸收，进入血液循环，一方面，由于直肠与子宫、输卵管、卵巢毗邻，彼此静脉丛交互吻合，灌肠药液中的有效成分可通过血液循环直接到达各个部位，使药力直达病灶，避免了药物的肝脏首过效应，提高生物利用度，改善盆腔的局部微环境。另一方面，避免了长期口服活血化瘀、清热利湿药物对胃肠的刺激，且操作便捷、简单，能教给患者在家进行操作，提高了患者的依从性。现代研究表明，活血化瘀、清热利湿的中药具有抑菌、抗炎、松解粘连等作用，可改善输卵管的炎性病灶、粘连结构，修复增生的结缔组织，疏通输卵管管腔，恢复输卵管运送卵子和受精卵的生理功能，为患者的成功受孕提供了条件。临床多用于兼有下焦湿热或瘀血阻络的病证，常用活血化瘀、清热燥湿的药物。

二、微波理疗

微波理疗是微波照射到病变部位，通过热与电磁波效应使该处组织迅速升温，当温度超过特定阈值时，会产生自我保护反应，即加强对该部位供血，改善病变部位的血液循环，使炎症逐渐消失，治疗方法简便，对皮肤无刺激作用，患者更容易接受。

三、针灸

对于盆腔炎性疾病所致不孕症，主要采用单纯针刺、火针、电针等方法，具有抗炎和免疫调节、改善血流动力学等作用。临床多选择任脉、脾经、带脉、下腹部经外奇穴为主穴，辨证配穴，通过刺激穴位起到调节内在生殖机能、调整脏腑气血阴阳、疏通经络的作用，或使用温热的疗法以达到温经散寒、扶正以祛邪的目的。

四、敷贴

敷贴是以中医经络理论为依据，把药物研成细末，用水、饴糖、蜂蜜等介质制成软膏，直接敷贴在穴位或患处来治疗疾病的一种外治法，常将敷贴贴于双附件区投射于体表的皮肤部位，使药物直接渗透肌肤，作用于盆腔局部，起到调和气血、祛湿散寒、温经通脉的作用，提高患者的免疫力，促进炎性病灶的吸收和消退，改善盆腔内环境，从而提高受孕率。

五、穴位拔罐

盆腔炎的治疗常选择腹部穴位、丰隆、阴陵泉等部位进行拔罐，使皮肤充血从而达到温通经络、祛风散寒、消肿止痛的目的，即利用拔罐治疗形成负压，使局部毛细血管充血甚至破裂，红细胞破裂，表皮瘀血，刺激多个器官，尤其是周围血管，以增强其功能活力，提高机体的抵抗力，同时拔罐能使局

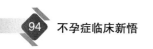

部血管扩张，促进血液循环，加强新陈代谢，增强机体体能及免疫能力。

第五节　中西合参

盆腔炎性疾病的西医治疗以广谱抗菌药物为主，可配合物理治疗，必要时可采取手术治疗。抗菌药物治疗强调一经诊断，尽早规范、广谱、经验性使用抗生素，其中急性、亚急性盆腔炎性疾病需早期、足剂量、足疗程联合抗炎治疗，抗生素应覆盖所有可能致病菌尤其是性传播感染病原体及厌氧菌。手术治疗在盆腔炎性疾病的治疗中应用较为广泛，常用于合并盆腔肿块的盆腔炎性疾病，可根据患者情况选择开腹或腹腔镜手术，以切除病灶为主；对于盆腔粘连，尤其输卵管远端粘连者，经手术解除粘连后尽快试孕可显著提高妊娠率，临床多采用输卵管伞端扩大整形术；对于输卵管积水患者，尤其反复试管失败者，若无保留价值，输卵管切除和近端阻断术是胚胎移植术前输卵管预处理的首选。

中医药在盆腔炎性疾病后遗症的治疗中更具优势，尤其盆腔轻、中度的局部粘连及子宫内膜炎。常规西医抗炎治疗或手术治疗后，中医药对于盆腔炎性疾病的持续发作、不孕、伴有腹痛的患者治疗作用明显，通过中医辨证施治，内外兼治，可一定程度地减少甚至逆转盆腔炎性疾病相关因子，从而正向调节盆腔炎症，有利于术后输卵管功能的重建及修复或改善子宫内膜容受性，提升患者妊娠率；对于拟行试管治疗，且合并输卵管少量积水暂不予切除的患者而言，中药灌肠理疗可有效减少积水，缓解症状，改善盆腔环境以提高妊娠率。

参考文献

［1］罗欣，漆洪波.盆腔炎性疾病与不孕不育的关系.中国实用妇科与产科杂志，2008（4）：256-257.

［2］谢幸，苟文丽.妇产科学.第8版.北京：人民卫生出版社，2013.

［3］Rock JA，Katayama KP，Martin EJ，et al.Factors influencing the success of salpingostomy techniques for distal fimbrial obstruction. Obstet Gynecol，1978，52：591-596.

［4］蒿长玲，陈萍.输卵管炎性不孕的研究进展.光明中医，2019，34（10）：1611-1614.

［5］Schlaff WD，Hassiakos DK，Damewood MD，et al. Neosalpingostomy for distal tubal obstruction：prognostic factors and impact of surgical technique.Fertil Steril，1990，54（6）：984-990.

［6］林小娜，黄国宁，孙海翔，等.输卵管性不孕诊治的中国专家共识.生殖医学杂志，2018，27（11）：11-19.

［7］Cicinlli E，Matteo M，Trojano G，et al.Chronic endometritis in patients with unexplained infertility：Prevalence and effects of antibiotic treatment on spontaneous concetion.American Journal of Reproductive Immunology.New York，2018，79（1）：P.e12782.

［8］Wu Di，Kimura Fuminori，Zheng Luyi，et al.Chronic endometritis modifies decidualization in human endometrial stromal cells. Reprod Biol Endocrinol，2017，15（1）：16.

［9］Vitagliano Amerigo，Saccardi Carlo，Noventa Marco，et al.Effects of chronic endometritis therapy on in vitro fertilization outcome in women with repeated implantation failure：a systematic review and meta-analysis.Fertil Steril，2018，110：103-112.

［10］Dana B McQueen，Lia A Bernardi，Mary D Stephenson. Chronic endometritis in women with recurrent early pregnancy loss and/or fetal demise.Fertility and Sterility，2014，101（4）：1020-1030.

［11］Chen YQ，Fang RL，Luo YN.Analysis of the diagnostic value of CD138 for chronic endometritis，the risk factors for the pathogenesis of chronic endometritis and the effect of chornic endometritis on pregnancy：a cohort.BMC Women's Health，2016，16（1）：60.

［12］Yingyu Liu，Elaine Yee-Ling Ko，Karen Ka-Wing Wong，et al.Endometrial microbiota in infertile women with and without chronic endometritis as diagnosed using a quantitative and reference range-based method. Fertility and Sterility，2019，112（4）：1-10.

［13］Liu Lixiang，Yang Huan，Guo Yaling，et al.The impact of chronic endometritis on endometrial fibrosis and reproductive prognosis in patients with moderate and severe intrauterine adhesions：a prospective cohort study .Fertil Steril，2019，111（5）：1002-1010.e2.

［14］Kitaya Kotaro，Takeuchi Takumi，Mizuta Shimpei，et al.Endometritis：new time，new concepts.Fertil Steril，2018，110：344-350.

［15］Di Pietro Cinzia，Cicinelli Ettore，Guglielmino Maria R，et al. Altered transcriptional regulation of cytokines，growth factors，and apoptotic proteins in the endometrium of infertile women with chronic endometritis .Am J Reprod Immunol，2013，69：509-517.

［16］Haggerty CL，Ness RB，Amortegui A，et al.Endometritis does not predict reproductive morbidity after pelvic inflammatory disease. Am J Obstet Gynecol，2003，188（1）：141-148.

［17］Cicinelli Ettore，Matteo Maria，Tinelli Raffaele，et al.Prevalence of chronic endometritis in repeated unexplained implantation failure and the IVF success rate after antibiotic therapy.Hum Reprod，2015，30：323-330.

［18］谈勇，夏桂成，陈婕，等.国医大师夏桂成论治盆腔炎的特点探析.南京中医药大学学报，2017，33（6）：545-546.

［19］郑泳霞，罗颂平.罗颂平教授治疗盆腔炎性疾病后遗症经验.新中医，2015，47（1）：17-18.

［20］孙迎春.谈勇治疗盆腔炎性疾病后遗症经验探析.江苏中医药，2018，50（9）：15-18.

［21］邢天伶，林晓华.金哲教授治疗盆腔炎性疾病后遗症经验.中国民族民间医药，2014，23（11）：162-163.

［22］杨舫.许润三教授古方新用治疗盆腔炎性疾病后遗症.中日友好医院学报，2019，33（4）：250-251.

［23］北京中医医院，北京市中医学校.刘奉五妇科经验.北京：人民卫生出版社，2006：250-251.

［24］吴丹，陈伟志，郭李燕，等.慢盆灌肠液在输卵阻塞性不孕症复通术患者中的应用效果.中国当代医药，2017，24（2）：76-78.

［25］姬秀红，马晨.中药外敷联合微波治疗盆腔炎的效果观察.天津护理，2018，26（6）：747-748.

［26］何婷，陈昊，程洁，等.针灸治疗慢性盆腔炎有效性的Meta分析.辽宁中医杂志，2019，46（8）：1573-1578.

［27］杨毅沁，殷岫绮，曾薇薇，等.穴位敷贴治疗不孕症研究概况.湖南中医杂志，2015，31（10）：189-191.

［28］张倩洁，慈明伟.综合疗法治疗慢性盆腔炎.中国民族健康医学，2010，22（18）：2353.

第六章　不明原因不孕症

第一节　西医概览

有规律、未避孕的性生活1年以上，通过不孕症常规诊断评估仍未能发现明显不孕原因可诊断为不明原因不孕症（unexplained infertility，UI），包括排卵功能评估、输卵管通畅度评估和男方精液分析三方面的检查评估内容，其中对输卵管通畅度的确定可进行子宫输卵管造影和/或腹腔镜评估检查。

一、诊断

不明原因不孕症属于排除性诊断，可能与免疫因素、隐匿性盆腔病变、子宫内膜容受性、宫腔因素等有关。其中免疫性不孕由生殖系统抗原的同种免疫或自身免疫引起，影响生殖系统的免疫因素，主要包括抗精子抗体、抗卵巢抗体、抗子宫内膜抗体、白血病抑制因子、抗透明带抗体、抗心磷脂抗体等；隐匿性盆腔病变通常是由腹腔镜检查发现的，如微小—轻度的子宫内膜异位症、输卵管梗阻或积水、盆腔粘连等病变；宫腔因素主要通过宫腔镜检查发现的宫腔内的病变情况，如子宫内膜息肉、黏膜下肌瘤、子宫纵隔以及宫腔粘连等；此外妊娠史、不孕年限以及性伴侣年龄也是不明原因不孕症的影响因素。

二、治疗

据报道，不明原因不孕症的发生率占女性不孕症的 10%~30%。由于没有发现明确、特定的生殖缺陷或功能的损害，对于不明原因不孕症的治疗尚无统一的策略，大部分为经验性治疗。无法找到夫妇不孕不育的原因并不意味着没有原因，为避免过度治疗或延误治疗，不明原因不孕症的夫妇诊治管理非常重要，应根据夫妇年龄、不孕年限、生育需求的迫切性等因素给不明原因不孕症患者制定个性化的、恰当的治疗建议，建议不明原因不孕症的治疗包括期待治疗和积极治疗。

（一）期待治疗

部分不明原因不孕症的夫妇未经过任何治疗可成功妊娠。根据2013年NICE临床指南，不明原因不孕症患者夫妇约有15％在一年内或者35％在两年内未做任何治疗也能妊娠。因此不明原因不孕症夫妇在实行辅助生殖技术助孕前可尝试期待治疗。期待治疗1~2年是对不明原因不孕症夫妇的基本建议，期待治疗包括定时规律的无保护性交和任何可以提高怀孕概率的生活方式的改变，但不包括临床治疗和干预措施。期待治疗获得妊娠的机会取决于女方年龄、不孕年限和同一性伴侣的生育史。

（二）积极治疗

1.腹腔镜手术

（1）推荐有条件进行腹腔镜检查：在不孕因素常规评估筛查中，对疑有I/II期子宫内膜异位症或者有盆腔粘连危险因素的不明原因不孕症患者或不孕年限＞3年，可以考虑行腹腔镜

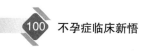

评估检查。

（2）在腹腔镜手术前应考虑尝试诱导排卵及适时性交治疗3~6个周期。

2.诱导排卵治疗/人工授精的选择

（1）不推荐不明原因不孕症患者单独口服卵巢刺激药物治疗。

（2）目前无足够的证据显示各年龄组不明原因不孕症妇女IUI治疗的年龄与治疗周期数界值，建议个性化管理。可推荐年龄＜35岁的期待治疗未孕的患者，尝试诱导排卵（OI）+IUI治疗3~6个周期，如果仍不孕，可考虑转IVF-ET助孕。

3.IVF-ET选择

目前无足够的证据显示不明原因不孕症患者各年龄组选择IVF-ET治疗的年龄界值，建议个性化管理。可建议年龄＜35岁的不明原因不孕症患者经过期待治疗、OI+IUI 3~6个周期治疗仍未受孕可考虑进行IVF-ET助孕；对于年龄＞35岁且不孕年限＜3年的不明原因不孕症患者可尝试OI+IUI治疗或直接行IVF-ET助孕。

不明原因不孕症作为一种排除性诊断，在诊断不明原因不孕症之前，夫妇应进行精液分析、排卵功能和子宫输卵管通畅度评估。不明原因不孕症治疗策略需考虑患者个体的特征，如年龄、不孕年限、治疗史、治疗效果、副作用、生育需求迫切性和治疗成本等因素。

第二节　中医病因病机

当今人们生活方式、生存环境以及社会分工的改变使越来越多的女性处于长期高压力状态，导致生殖内分泌失衡，进而导致不孕症的发生，而心理障碍又可进一步影响内分泌而导致疾病的产生和加重，两者形成恶性循环。不明原因不孕症由于病因的未知性及治疗的不确定性，更增加了不孕症患者的心理负担和压力，因此精神和心理因素亦是本病发生的重要病因。心理压力会直接影响妊娠结局，研究表明，不孕症患者中66%女性和50%男性承受着中—重度的心理压力，而不明原因不孕症患者的心理健康问题尤其突出。

中医理论中情志活动与"肝"的疏泄功能密切相关，肝疏泄功能正常，则气机条畅，气血调和，情志平和，若肝疏泄太过或不及，则气机不利，发为"怒"或"郁"。清代傅山在《傅青主女科·种子》云："未有三部脉郁而能生子者也。若三部脉郁，肝气必因之而更郁，肝气郁则心肾之脉必致郁之极而莫解……其郁而不能成胎者，以肝木不舒……不能通任脉而达带脉……则胞胎之门必闭。"说明肝气郁结致脾气郁滞，脾气伤不能通任脉而达带脉，任、带失调，亦致胎孕不受。《景岳全书·妇人规》亦有云："产育由于气血，气血由于情怀，情怀不畅则冲任不充，冲任不充则胎孕不受。"这与西医学研究发现的心理压力导致不孕不谋而合。故本病病机之本在肾虚，又与肝气郁滞密切相关。肾为生殖之本，肾虚胞脉失养，难以成孕；肝气不舒，以致疏泄失司，气血失调，血海蓄溢失常，导致月经稀少或闭经、不孕；肝气郁结益甚，以致冲任不能相资，导致胎孕难成。

第三节　中医辨证论治

治疗可遵傅山"解四经之郁，以开胞胎之门"之法，《傅青主女科》云"解肝气之郁，宣脾气之困，而心肾之气亦因之俱舒，所以腰脐利而任带通达，不必启胞胎之门，而胞胎自启"，故郁解则胎孕自成。

临证之时需明此病不外乎虚实两个方面。一方面因实而致郁，妇女易受情志因素影响，如恼怒、嫉妒、忧伤、敏感、猜忌等不良情绪导致肝失疏泄，气机不畅，肝郁而气滞。主方用开郁种玉汤加减，方中重用白芍，因其味酸入肝，可养肝血，益肝阴，配伍补血之当归，可补肝体而助肝用；且当归气轻而辛，补中有动之特性，恰在补肝体时又顺肝喜调达而恶抑郁之性，是其配伍之妙处；加之香附辛散开郁之性，补肝气为用，则疏泄功能正常，诸郁得解；另加助脾健运之白术、茯苓，防肝病之传脾；牡丹皮、天花粉泻火解郁，能通能散，可使腰脐之气利，通达任带，郁解后种子，在临床中获效迅速。若兼见痛经严重，经色紫黑，血块多等气滞血瘀证者，可合用桃仁、红花；兼见形体肥胖，胸闷呕恶，舌苔垢腻等痰湿证者，可合用二陈汤系列方加减。

另一方面因虚而致郁，女子特殊的生理特点使其呈"有余于气，不足于血"的特殊状态，又肝体阴而用阳，当阴血亏虚，不足以濡润肝之体，则肝用不及，导致肝失疏泄、气机不畅而成郁。症见：久不受孕，月经量少，色淡；经行前后乳房胀痛，五心烦热，两目干涩，咽干口燥；舌质淡红或舌红少苔，脉细数。可用一贯煎(《续名医类案》)，药用沙参、麦冬、当归、生地黄、川楝子、枸杞子；或调肝汤(《傅青主女科》)，药用当归、白芍、山茱萸、阿胶、巴戟天、山药、甘草；或滋水清肝饮(《医宗己任编》)，药用柴胡、当归、白芍、山栀子、酸枣仁、茯苓、山药、牡丹皮、泽泻、生地黄、大枣。

或有虚实并见者，如肝郁脾虚，可用加味逍遥散；肾虚肝郁者，则用定经汤加减。

第四节　临证观察

研究表明，不孕症患者的心理健康问题尤其突出。天津中医药大学第一附属医院生殖中心在前期临床研究中发现，不孕症患者中合并焦虑或抑郁情绪的人数显著高于健康对照组，且不孕症患者的焦虑自评量表（SAS）、抑郁自评量表（SDS）评分也显著高于对照组（表6-1，6-2）。

表6-1　两组抑郁焦虑症发生率比较　[例（%）]

组别	n（例）	抑郁	无抑郁	焦虑	无焦虑
不孕组	100	45（45）**	55（55）	44（44）**	46（46）
对照组	50	4（8）	46（92）	46（92）	47（94）

注：与对照组比较，**$P < 0.01$。

表6-2　两组抑郁焦虑水平比较（$\overline{X} \pm S$）

组别	n（例）	SDS（分）	SAS（分）
不孕组	100	47.10±10.85**	47.16±6.40**
对照组	50	37.32±7.17	39.24±5.15

注：与对照组比较，**$P < 0.01$。

已有文献表明，心理干预对不孕症患者心理健康状态的积极作用主要是有助于缓解压力、减轻消极情绪与减少精神症状，心理干预治疗可有效减轻很多肝郁型不明原因不孕症患者的焦虑抑郁状态，改善神经内分泌水平，并获得较好的治疗结局。

　　天津中医药大学第一附属医院生殖中心前期开展一项关于"加减开郁种玉汤联合团体心理干预对肾虚肝郁型不明原因不孕症患者神经内分泌水平及妊娠率的影响"的临床研究，选取50例肾虚肝郁型不明原因的不孕患者，按1∶1随机分为治疗组和对照组，加减开郁种玉汤联合团体心理干预为治疗组，加减开郁种玉汤组为对照组。

　　结果表明，加减开郁种玉汤联合团体心理干预与加减开郁种玉汤均可有效改善不孕症患者的焦虑和抑郁情绪及神经内分泌水平，降低患者5-羟色胺、肾上腺素、促肾上腺皮质激素水平，升高多巴胺水平。中药联合团体心理干预可显著提高不明原因不孕症患者在随访期间妊娠率（表6-3），这与心理干预能够增强患者正向期待、去除负面情绪的能力密切相关。

表6-3　两组患者随访期间妊娠情况比较

组别	n（例）	妊娠例数	妊娠率
治疗组	21	7	33.33%
对照组	22	1	4.55%
P			0.042

　　团体心理干预是一种在团体环境下，由咨询者根据求询者的共同或相似问题将其结合成小组，咨询者主要采用倾听、交流、分享等方式促进团体成员的互动、互助、内省和自我认识，进而解决求询者的共同心理问题的一种心理辅导方式。团体心理治疗源于欧美，最早以团体形式应用于心理治疗的是美国。中国专业性的团体心理治疗及相关理论相对于国外来说起步较晚，团体心理治疗大约在20世纪90年代才被引进中国，直至今日仍处在初步发展阶段。目前，团体心理干预虽已广泛应用于焦虑症、抑郁症、戒酒等具有相似问题的人群，但对于

医学问题来说，除肿瘤疾病之外的应用却少之又少。目前在文献中尚未查阅到有关于将团体心理辅导应用于不明原因不孕症的治疗。将团体心理治疗的积极作用应用于不明原因不孕症患者时，成员能够互相开放自我、自由讨论、互相倾吐心理压力，并能互相鼓励，在得到心理平衡的同时缓解甚至消除心理障碍，最终目的是获得妊娠。将团体心理干预应用于不孕症的研究是一种大胆且创新性的尝试，为以后不明原因不孕症的治疗开启一种新思路、新方法，值得进一步研究与拓展。

参考文献

［1］杨一华，黄国宁，孙海翔，等.不明原因不孕症诊断与治疗中国专家共识.生殖医学杂志，2019，28（9）：984-992.

［2］徐晓旭，郁琦.不明原因不孕病因与治疗.医学综述，2019，25（13）：2643-2647，2653.

［3］Ray A，Shah A，Gudi A，et al.Unexplained infertility：an update and review of practice.Reprod Biomed Online，2012，24（6）：591-602.

［4］Quaas A，Dokras A. Diagnosis and treatment of unexplained infertility. Rev Obstet Gynecol，2008，1：69-76.

［5］Nandi A，Gudi A，Shah A，et al.An online survey of specialists' opinion on first line management options for unexplained subfertility.Human Fertility，2015，18（1）：48-53.

［6］Eimers JM，te Velde ER，Gerritse R，et al. The prediction of the chance to conceive in subfertile couples.Fertil Steril，1994，61：44-52.

［7］Snick HK，Snick TS，Evers JL，et a1.The spontaneous

pregnancy prognosis in untreated subfertile couples: the Walcheren primary care study.Hum Reprod, 1997, 12: 1582-1588.

[8] National Collaborating Centre for Women's and Children's Health (UK). Fertility: Assessment and treatment for people with fertility problems. London: National Collaborating Centre for Women's and Children's Health, 2013.

[9] Ray A, Shah A, Gudi A, et al.Unexplained infertility: an update and review of practice. Reprod Biomed Online, 2012, 24: 591-602.

[10] Wichman CL, Ehlers SL, Wichman SE, et al.Comparison of multiple psychological distress measures between men and women preparing for in vitro fertilization.Fertil Steril, 2011, 95 (2): 717-721.

[11] Sunita B.生育失败妇女的精神压力. 广州: 中山大学, 2010.

[12] 贺海莲, 夏天, 温明晓, 等.不孕症患者抑郁焦虑及相关因素的调查分析.天津中医药大学学报, 2014, 33 (1): 16-18.

[13] McNaughton-Cassill ME, Bostwick M, Vanscoy SE, et al. Development of brief stress management support groups for couples undergoing in vitro fertilization treatment.Fertility and sterility, 2000, 74 (1): 87-93.

[14] Alice D Domar, Diane Clapp, B.S.N, et al.Impact of group psychological in terventions on pregnancy rates in infertile women.Fertility and Sterility, 2000, 73 (4): 805-811.

[15] Ramezanzadeh F, Abedinia N.Anxiety and depression in infertility. Tehran University of Medical Sciences, 2005.

第七章 反复种植失败

第一节 西医概览

反复种植失败（repeated implantation failure，RIF）是指不孕症患者经历多个IVF/ICSI周期并移植多枚优质胚胎而未发生胚胎种植或临床妊娠的疾病。反复种植失败在IVF/ICSI-ET助孕治疗中的发生率可达5%~10%。反复种植失败是影响现代辅助生殖技术妊娠率的瓶颈问题，胚胎移植程序的反复进行不仅增加了家庭的经济负担，更严重影响了患者的身心健康，降低了患者的生活质量。目前国内外权威研究机构对反复种植失败的定义并没有统一，较为公认的标准为"40岁以下不孕患者至少经历3个取卵周期，新鲜或冻融移植周期累计至少移植≥4枚优质卵裂期胚胎或≥3枚优质囊胚却未获临床妊娠"。

一、病因病理

反复种植失败的发生机制尚不明确，涉及多方面的原因，可概括为胚胎因素与母体因素。胚胎因素多归于胚胎遗传物质异常、胚胎发育缺陷等，母体因素则包含子宫内膜容受性不良、血栓形成倾向、母胎界面免疫状态紊乱等。其中在反复种植失败发生相关的母体因素中，子宫内膜容受性不良是重要原因之一，有研究显示子宫内膜因素所致的反复种植失败可占总

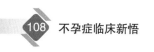

体的三分之二。

（一）胚胎因素

夫妻任何一方染色体结构异常均会影响胚胎发育与种植，染色体易位、镶嵌、倒转、缺失常导致年轻女性发生反复种植失败。随着女性年龄的增长，胚胎染色体非整倍体发生率也随之增高，接受辅助生殖技术治疗的年轻女性（年龄＜35岁）囊胚整倍体率约为60%，而40~42岁患者的这一比例降至30%或更低，获卵数和囊胚数量的增加也并没有改变这一比率。研究显示，反复种植失败患者的胚胎染色体非整倍体发生率显著高于非反复种植失败患者。此外，精子质量也是引起胚胎发育异常的重要原因，当精子DNA损伤程度超过卵母细胞的修复能力时可诱发凋亡，精子DNA损伤程度越高，其胚胎植入率及妊娠率越低。

（二）母体因素

1.子宫内膜容受性不良

子宫内膜容受性（endometrial receptivity，ER）是指子宫内膜允许囊胚定位、黏附、穿透、植入并使胚胎着床的能力。子宫内膜炎、子宫内膜增生等子宫内膜病变，子宫内膜蠕动异常，宫腔的解剖学异常如先天纵隔子宫、双角子宫或子宫肌瘤、宫腔粘连、子宫内膜息肉等均有可能影响子宫内膜容受性，干扰胚胎着床。研究发现，18%~27%初次宫腔镜检查或子宫输卵管造影正常的女性，反复种植失败后再次行宫腔镜检查可发现子宫内膜增生、子宫内膜息肉、子宫内膜炎、宫腔粘连及平滑肌瘤等异常改变。

Lorusso等对311例反复种植失败患者行宫腔镜检查发现

35%伴有子宫内膜息肉、8%伴有宫腔粘连、6%伴有黏膜下肌瘤。Gao等对344例无症状的反复种植失败患者进行宫腔镜检查发现19.2%伴有子宫内膜息肉、6%伴有子宫内膜增生、4.5%伴有宫腔粘连、1.8%伴有子宫中隔、0.3%伴有黏膜下肌瘤。这些子宫内膜病变及宫腔结构变化可能造成卵子或胚胎转运的机械障碍，引起子宫收缩、子宫内膜血运和结构变化，诱导炎性细胞因子、生长因子、血管活性因子异常分泌，从而引起胚胎种植失败。

慢性子宫内膜炎是子宫内膜的一种持续性炎症，其特点为子宫内膜间质区的异常浆细胞浸润，其临床症状不明显，诊断常基于子宫内膜活检结果。现有报道中，反复种植失败患者慢性子宫内膜炎的发生率为30%~60%。研究显示，慢性子宫内膜炎是引起反复种植失败的重要原因，慢性子宫内膜炎患者内膜局部炎细胞浸润及炎症介质渗出会出现细胞毒性作用而影响精子成活和孕卵着床；并且病原体可激发机体的免疫反应，产生大量致敏的活性细胞及多种细胞因子、炎性细胞，杀灭和吞噬精子；与此同时，免疫抗体可干扰正常胚胎和内膜间的组织相容性，导致胚胎着床失败。

子宫内膜蠕动起源于肌层内皮下层，超声下可见子宫内膜类似胃肠道的蠕动，按蠕动方式可分为正向运动（宫颈至宫底）、反向运动（宫底至宫颈）、相向运动（同时源自宫颈和宫底的相向波）、不规则运动（源于不同位置的随机蠕动波）及无运动。子宫内膜自然周期接近排卵时正向运动达高峰，利于精子运送；排卵后正向运动减弱，同时相向运动出现以阻止胚胎从宫颈或输卵管排出，利于胚胎着床；黄体期蠕动减少，为胚胎着床提供安静环境。因此，子宫内膜蠕动异常可引起胚胎

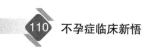

种植失败。

2.血栓形成倾向

部分反复种植失败患者呈血液高凝状态并具有血栓形成倾向，促排卵过程中高雌激素、高孕激素会加重高凝状态，促发微血栓形成，胎盘血管过量血栓形成可引起绒毛间隙血液灌注不良，胚胎组织获得营养物质和氧气受阻，导致胚胎着床失败。

3.母胎界面免疫状态紊乱

胚胎种植过程中，绒毛外滋养层细胞侵入子宫内膜并与子宫内膜免疫细胞直接接触，进行免疫对话，其中涉及多种免疫细胞及其细胞因子的调控作用，良好的母胎对话是胚胎成功种植的关键因素之一，周围血管或子宫内膜免疫细胞的异常均可导致反复种植失败的发生。

二、治疗

西医学常对症采用抗炎、改善子宫内膜血流、宫腔镜下去除病变、内膜机械刺激损伤、药物抑制子宫内膜收缩、调节母—胎免疫容受性等策略治疗，以上方法对反复种植失败患者的IVF/ICSI–ET妊娠结局有一定的改善作用，然而疗效并不确切，目前尚无公认的、统一有效的辅助治疗方案。

第二节　中医病因病机

《类经·藏象类》云："女子之胞，子宫是也，亦以出纳精气而成胎孕者为奇。"《傅青主女科》有"精满则子宫易于摄精，血足则子宫易于容物，皆有子之道也"的观点，《女科要旨·种子》将孕育的过程形象比作种植庄稼："一曰择地，二曰养种……故腴地也不发瘠种，而大粒亦不长硗地……"说明母体肾精充盛（种子优良），气血充足（土壤肥沃）是孕育的基本条件。

关于反复种植失败，当代医家的认识各有侧重，柴嵩岩教授创立"育种论"学说，以养种育珠调整卵子质量，以养血择地改善内膜状态，使卵子形有所成，内膜匀而润养，最终提高IVF-ET成功率。李祥云教授认为"肾虚瘀阻"是子宫内膜容受性下降之根本，瘀血阻滞冲任气血，精血不能充盈血海，使子宫内膜失于濡养，容受性降低。尤昭玲教授根据本病的病因病机，结合自己治疗本病的临床经验，认为本病的病机以肾虚血瘀为主，同时与肝、脾、心的关系密切。

连方教授等研究发现IVF-ET周期中子宫内膜容受性低下的主要病机是肾气不足，肾阴亏虚；谈勇教授将滋阴补阳方序贯运用到IVF-ET的辅助治疗中，提高了胚胎种植率和临床妊娠率。金哲教授认为本病最根本的病机是肾虚，"调经"是治疗的关键之处，将IVF-ET患者分为3期：取卵前（卵泡期），治以充养肾精；取卵期（排卵期），治以温阳健脾养膜；移植后（黄体期），治以温补脾肾助孕。除了临床用药治疗，还应与膳食相结合，以期取得事半功倍的疗效。对于子宫内膜容受性不良患者，金哲教授立"水到渠成"理论，以"利肾水、祛水湿、纳水谷、行经水"四法，以"水"为用，改善子宫内膜微环境。肖承悰教授认为子宫内膜容受性低的主要病机是肾气不足，胞脉不畅，故立"补肾气，通胞脉"为治法。二补助育汤为其调治辅助生殖技术中子宫内膜容受性低下的经验方。

　　笔者总结古籍经典之言与当代医家之论，结合自身多年的临床经验，归纳反复种植失败之病因无非内外二因。内因多责之于肾阳亏虚，脾失健运，加之肝气郁结，导致湿浊痰瘀之类壅滞胞宫；外因多责之于外感寒湿、湿热、湿浊之邪或不洁房史、经期产后、反复宫腔操作、手术创伤之时，寒湿邪气趁虚入侵，蕴久化热，困阻胞宫，导致冲任胞脉不利，胞宫失养。

一、脾肾阳虚为本病的根本病机

　　如《诸病源候论·妇人妊娠诸候上》中所言"若血气虚损者，子脏为风冷所居，则血气不足，故不能养胎，所以致胎数堕"，《傅青主女科·种子》曰："夫寒冰之地，不生草木；重阴之渊，不长鱼龙。"说明胞宫温暖是容胎受孕的必要条件，阳气主温、主动，有温暖胞宫，维持生殖之精发挥正常功能，激发机体祛邪能力，推动人体津、气、血、脂的代谢等作用。而气中阳虚多与脾肾不足有关，肾为先天之本，内寄元阳，主生殖，《素问·上古天真论》曰："肾者主水，受五脏六腑之精而藏之。"肾精在阳气的蒸腾下才可使胞宫摄纳；脾胃为后天之本，气血生化之源，主统血，运化水湿。脾气充足，气血生化有源，血供丰富，胞宫内膜增殖旺盛，才能更好地接纳荣养胎儿。先天与后天相互支持，有形之精与无形之气相互配合，相互促进以巩固胎元。

二、湿浊瘀结是关键的致病因素

　　《说文解字》中注解"浊"为不清之水，在人体中表现为精血津液运化失常，进而产生湿浊、痰瘀、脂膜、旧秽等病理产物。浊滞胞宫导致不孕早有阐述。《女科经纶》云："有肥白妇人不能成胎者……有痰饮、积血、脂膜。"《医宗金鉴·女科要旨》也有"不子之故伤任冲，不调带下经漏崩，或因积血胞寒热，痰饮脂膜病子宫"的论点，遂今有国医大师夏桂成教授提出"行经期应排尽陈旧瘀浊、血液、脂膜、旧秽，以利新周受孕开始"。浊邪产生之内因根于脾肾阳虚，命门为元气之根，五脏之阳气，非此不能发，肾阳虚命门火衰则经期阳长不足，排浊无力，脂膜瘀浊凝而不去，壅遏胞宫。"无肾中之火气，则脾之气不能化"（《傅青主女科》），火不暖土，则土不能制水，轻则水谷不化精，生痰浊不生血，痰浊久则下流胞门，壅滞血脉，致冲任胞脉不利。重则有阴无阳，宫内瘀浊不化，湿浊痰瘀壅聚，占据血室，闭塞不行，积久成块，经水闭绝，终致不能摄精成孕。外因多归于不洁房史、经期产后、手术创伤之时，湿邪趁虚入侵，蕴久化热，困阻胞宫。

脾肾阳虚，寒湿内生，推动温化无力，痰脂凝而不去，阻碍血流不畅成瘀，痰湿瘀混而为浊，壅遏胞宫冲任，气机不畅，循环不良加重脾肾负担，形成恶性循环（图7-1）。在西医学视角下则表现为子宫内膜形态及血供不良、子宫内膜炎、子宫内膜息肉、子宫内膜增生症等。当今诸多学者也发现脾肾阳虚是临床上排卵功能障碍、子宫内膜容受性不良的核心病机。

总之，本病以阳虚为本，浊邪为标，壅滞胞宫，冲任不利，致屡孕屡堕。而当今女性多虚多郁，常"因病致郁，因郁致病"，患者常气滞、湿浊、痰瘀兼夹，脾肾肝皆有表现，临床上症状各异，诊断辨证难度较大。

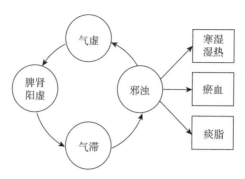

图7-1　反复种植失败核心病机图

第三节　中医辨证论治

针对本病核心病机，遂以"温阳化浊法"为治疗大法，即温肾健脾、化湿蠲浊，以改善胞宫摄精容物的功能。临证从"肾脾肝""痰、湿、瘀、郁"着眼进行辨证，灵活运用中药口服与外治方法相结合以增强临床疗效。

自拟临床经验方温阳化浊方，组方如下：生黄芪20g，菟丝子30g，鹿角霜20g，肉苁蓉10g，巴戟天10g，茯苓15g，炒白术10g，苍术5g，炒薏苡仁20g，车前子20g，陈皮10g，荷梗10g，藿香10g，黄柏5g。

生黄芪、鹿角霜、菟丝子为温阳化气之优选。黄芪不似人参猛烈，其性温，味甘，入脾、肺经，长于补中益元气，且补气兼可通滞，《本经疏证》说："黄芪利营卫之气，故凡营卫间阻滞，无不尽通，所谓源清流自洁也。"鹿为阳兽，鹿角为鹿之阳气上聚所化，补肾阳、强筋骨之力尤强，血肉有情之物更是栽培精血之佳品，鹿角霜较鹿角而言补阳力偏弱，少火生气，使阳气源源不断；菟丝子平补肾中之阳气，固阳同时又可益阴，取"善补阳者，必于阴中求阳，则阳得阴助，而生化无穷"（《景岳全书》）之理。同时还要注重恢复脾肾，使之发挥正常的温化功能，使浊无以复生，常用肉苁蓉、巴戟天、炒白术、炒苍术等温肾健脾；对于胞宫蓄留之湿浊瘀结需加入化浊之品，如炒薏苡仁、车前子、藿香、佩兰等，除旧以生新；同时稍加理气之物，取《丹溪心法》"善治痰者，不治痰而治气，气顺则一身之津液亦随气而顺矣"之意，如陈皮、荷梗等；收方之时再酌情少佐寒凉之药，以其寒苦解诸补阳药温燥之弊。

本方在临床上尤其针对脾肾阳虚、湿浊内蕴证患者，此类患者婚久不孕，多次移植而不成，或屡孕屡堕。其人常有冷、滞、痛、呆之表现。冷包括四末不温，便溏或大便不成形，怕冷，小腹冷或主诉症状遇寒加重，得温则减之状；滞为气机郁滞，气涩血浊，包括面部有色斑或痤疮，经前乳胀，经来腹痛，经量多少不定，经色暗，有烂肉样或膜样血块，块下痛减，白带呈乳状；情绪抑郁、过分焦虑或焦躁不安，性格敏感，排气多，甚则格拒不通，上热下寒；痛一般表现为痛经，一侧或双侧少腹坠痛，或关节疼痛；呆为嗜睡懒动，乏力，纳呆，反应欠佳。舌淡暗胖大有齿痕或紫暗，脉或涩或弦或微细。

临床应用时随兼证灵活加减。若兼阴虚证，见烦热口渴，或潮热盗汗，舌质偏红等，酌加女贞子、墨旱莲、生地黄、麦冬；兼肝郁证，见少腹胀痛，或情志抑郁，或烦躁易怒，或经前胸胁、乳房胀痛，善太息等，酌加郁金、香附、柴胡、苏梗；兼痰湿证，见形体肥胖，胸闷泛恶，舌苔白腻等，酌加法半夏、浙贝母、胆南星；兼血瘀证，见平素小腹或少腹刺痛、舌紫暗脉涩，酌加失笑散、桃仁、红花、赤芍；兼湿热证，见喜食辛辣，口苦口臭，大便黏腻不爽或燥结，舌苔黄腻，酌加黄芩、黄连、知母，需注意此类寒药量宜少，中病即止，防寒凉之药伤及阳气。

若患者服用汤药不便，可选用中成药滋肾育胎丸以补肾健脾、益气培元，寒重者选用艾附暖宫丸、附子理中丸或右归丸，偏脾虚者合人参归脾丸；兼阴虚证中成药可选用知柏地黄丸或坤泰胶囊；兼肝郁证可加用加味逍遥丸或越鞠保和丸；若兼痰湿证，偏虚者辅以参苓白术散，痰热重者加用礞石滚痰丸；兼血瘀证加少腹逐瘀丸或桂枝茯苓丸；兼湿热证酌加龙胆泻肝丸或黄连清胃丸。

总之，临证之时忌守胶柱，应通活达变，审辨"本虚"为重还是"实邪"为主，遣方用药有所偏重，以恢复机体阴平阳秘为要。在遣方用药方面注意，应温阳而非助阳，是以缓温阳气之药以恢复脾、肾发挥正常的温化功能，达到"少火生气"之效。

第四节　其他治法

一、灌肠

口服中药同时合用温阳化浊中药灌肠，组方：生黄芪、酒肉苁蓉、制巴戟天、烫狗脊、关黄柏、益母草、茯苓、麸炒白术、麸炒枳壳、当归、广藿香等。使用时保持药液温度39~41℃。

嘱患者睡前使用一次性红橡胶管1根及50mL空针1支，排空大小便后取侧卧位，垫高臀部约10cm暴露并常规消毒肛门；液体石蜡润滑红橡胶管后插入肛门10~15cm并固定，连接空针后缓慢匀速推入药液。灌肠后维持药液在肠道保留时间至少2小时以上。灌肠治疗可使药物直接作用于下部，通过药物渗透作用改善内膜状态与盆腔环境。

二、针刺

促排期间以补肾健脾、养血育卵为主，穴位选取肾俞、脾俞、肝俞、气海、关元、中极、大赫、子宫、卵巢、血海、足三里、三阴交、照海、太溪等。移植前以温阳化浊、健脾补土为主，加入火针或艾灸，取督脉、膀胱经、任脉、腹部肾经、腹部胃经排刺，足三里、阴陵泉、地机、血海等点刺。艾灸常取穴：气海、关元、足三里、三阴交。针灸常取穴：肾俞、脾俞、秩边、次髎、气海、关元、大赫、子宫、地机、阴陵泉、足三里、血海、三阴交。移植后以镇静安神、促进着床为法，针灸2~3次，取穴百会、四神聪、安眠、气海、关元、子宫、大赫、地机、血海、足三里。

第五节 临证观察

为了验证温阳化浊法对反复种植失败患者的妊娠率的影响，我们开展了"温阳化浊法对反复种植失败患者冻融胚胎移植周期妊娠结局的影响"的临床研究。回顾性分析2018年4月至2019年8月期间就诊于天津中医药大学第一附属医院生殖中心的脾肾阳虚、湿浊内蕴证反复种植失败患者，主症：

①婚久不孕；②腰膝酸软，性欲减退；③畏寒肢冷，脘腹痞闷；④大便黏腻或溏泄；⑤月经或延后，量或多或少，色暗或夹有黏液，或伴有痛经；⑥带下量多、质清稀。次症：①小腹隐痛、喜温喜按；②头晕耳鸣，夜尿频多；③头身困重，食少纳呆。舌脉：舌淡胖，苔薄白或白腻，脉沉缓无力。主症①必备，且主症见两项或以上，兼备次症两项，结合舌脉即可诊断为脾肾阳虚湿浊内蕴证。

根据干预方式分为中药治疗组52例，对照组41例。治疗组于冻融胚胎移植前1~3个月至移植后14天予温阳化浊法治疗，对照组不予任何干预，两组患者均于上次移植失败后3~6个月行再次冻融胚胎移植。对比两组患者的冻融胚胎移植周期子宫内膜容受性相关资料以及移植后12周内妊娠结局。

温阳化浊方组成：生黄芪20g，菟丝子30g，鹿角霜20g，肉苁蓉10g，巴戟天10g，茯苓15g，炒白术10g，苍术5g，炒薏苡仁20g，车前子20g，陈皮10g，荷梗10g，藿香10g，黄柏5g。

依据患者临床症状对基础方相应加减。症见口干欲饮、或潮热盗汗、舌质偏红等，加生地黄、女贞子、黄精；症见少腹胀痛、烦躁易怒，或经前胸胁乳房胀痛者，加香附、柴胡、紫苏梗；症见恶心欲呕，或形体肥胖，舌苔白腻者，加白芥子、法半夏；症见平素小腹或少腹疼痛、舌紫暗者，加当归、丹参、赤芍。

结果显示温阳化浊法可改善反复种植失败患者子宫内膜厚度，提高其临床妊娠率及持续妊娠率（表7-1、7-2）。值得一提的是，温阳化浊法治疗组52例患者中自然妊娠5例，自然妊娠率9.62%。说明患者经过温阳化浊中药治疗后可以增加自然妊娠机会，免再受IVF-ET治疗过程中所带来的经济压力与身心不适。

表7-1 两组患者妊娠结局比较［n(%)］

组别	n（例）	临床妊娠率	持续妊娠率
治疗组	47	24（51.1）	20（42.6）
对照组	41	12（29.3）	8（19.5）
P		0.038	0.021

表7-2 两组患者FET周期子宫内膜容受性情况

项目		治疗组	对照组	P
例数		47	41	
子宫内膜厚度（$\overline{X} \pm S$，mm）		9.41±1.87	8.66±1.33	0.034
子宫内膜形态（%）	A型	25（53.2%）	20（48.8%）	0.693
	B型	14（29.8%）	11（26.8%）	
	C型	8（17.0%）	10（24.4%）	
子宫内膜血流分级（%）	1级	13（27.7%）	19（46.3%）	0.181
	2级	29（61.7%）	18（43.9%）	
	3级	5（10.6%）	4（9.8%）	

第六节　中西合参

反复种植失败病因复杂，治疗难度较大，临床应中西医合参，辨病与辨证相结合，中西医治疗互补，方可缩短治疗时间，提高临床疗效。临床采用经阴道多普勒超声、宫腔镜检查、诊刮及病理组织检测等明确反复种植失败病因后，对症予西药或手术处理。如子宫内膜炎患者予抗生素治疗；子宫内膜多发性息肉者应行子宫内膜息肉电切术，术后予地屈孕酮或口服避孕药；宫腔粘连者应分解粘连以改善宫腔形态等。

中药治其本，使精血化生充裕，阳气有蓄，充分调整好母体土壤以接纳种子，临证一般建议患者在进入试管周期之前以温阳化浊法为基础，循月经周期阴阳变化规律至少调治2~3个月经周期，同时配合针灸、灌肠等措施多途径联用以增强疗效。进入周期后，则应根据辅助生殖技术用药的规律及各个时期的特点将温阳化浊法加减应用（具体方法见总论）。

同时，要关注患者的生活方式及心理因素等，应嘱患者饮食清淡平和，忌食辛辣刺激、肥甘厚腻、生冷等，作息规律，规律运动；心态保持平和，可辅以中药宁心安神治疗，缓解其紧张焦虑情绪。移植后若得以临床妊娠，应密切观察，继续予保胎治疗，直至胎元稳固。

参考文献

［1］Coughlan C，Yuan X，Nafee T，et al.The clinical characteristics of women with recurrent implantation failure.Journal of Obstetrics & Gynaecology the Journal of the Institute of Obstetrics & Gynaecology，2013，33（5）：494-498.

［2］Coughlan C，Ledger W，Wang Q，et al.Recurrent implantation failure：definition and management.Reprod Biomed Online.2014，28（1）：14-38.

［3］全松，刘婧.反复种植失败的定义及影响因素.实用妇产科杂志：2018，34（5）：321-324.

［4］Achache H，Revel A.Endometrial receptivity markers，the journey to successful embryo implantation.Hum Reprod Update，2006，12（6）：731-746.

［5］Raziel Arieh，Friedler Shevach，Schachter Morey，et

al.Increased frequency of female partner chromosomal abnormalities in patients with high-order implantation failure after in vitro fertilization.Fertil Steril，2002，78：515-519.

［6］Esteves SC，Carvalho JF，Martinhago CD，et al.Estimation of age-dependent decrease in blastocyst euploidy by next generation sequencing：development of a novel prediction model.Panminerva Med，2019，61（1）：3-10.

［7］Capalbo A，Hoffmann ER，Cimadomo D，et al.Human female meiosis revised：new insights into the mechanisms of chromosome segregation and aneuploidies from advanced genomics and time-lapse imaging.Hum Reprod Update，2017，23（6）：706-722.

［8］Margalioth E J，Ben-Chetrit A，Gal M，et al.Investigation and treatment of repeated implantation failure following IVF-ET.Hum Reprod，2006，21：3036-3043.

［9］滕晓明，杨阳.反复种植失败的男科因素及对策.实用妇产科杂志，2018，34（5）：324-326.

［10］Lorusso Filomenamila，Ceci Oronzo，Bettocchi Stefano，et al.Office hysteroscopy in an in vitro fertilization program.Gynecol Endocrinol，2008，24：465-469.

［11］Gao Minzhi，Sun Yun，Xie Huiliang，et al.Hysteroscopy prior to repeat embryo transfer may improve pregnancy outcomes for asymptomatic women with repeated implantation failure.J Obstet Gynaecol Res，2015，41：1569-1576.

［12］姚元庆，王辉.反复种植失败的子宫内膜因素及对策.实用妇产科杂志，2018，34（5）：326-328.

［13］Yang Rui，Du Xiaoguo，Wang Ying，et al.The hysteroscopy

and histological diagnosis and treatment value of chronic endometritis in recurrent implantation failure patients.Arch Gynecol Obstet，2014，289：1363-1369.

［14］陈巧莉，叶虹，刘卫卫.辅助生殖助孕中反复种植失败的研究进展.重庆医科大学学报，2019，44（8）：977-981.

［15］黄春宇，曾勇.反复种植失败的免疫因素及对策.实用妇产科杂志，2018，34（5）：329-331.

［16］Dentali F，Ageno W，Rezoagli E，et al.Low-dose aspirin for in vitro fertilization or intracytoplasmic sperm injection：a systematic review and a meta-analysis of the literature.J Thromb Haemost，2012，10（10）：2075-2085.

［17］Sar-Shalom Nahshon Chen，Sagi-Dain Lena，Wiener-Megnazi Zofnat，et al. The impact of intentional endometrial injury on reproductive outcomes：a systematic review and meta-analysis.Hum Reprod Update，2019，25：95-113.

［18］Li Jie，Chen Yang，Wang Anran，et al.A meta-analysis of atosiban supplementation among patients undergoing assisted reproduction. Arch Gynecol Obstet，2017，296：623-634.

［19］Li S，Jing W，Yan C，et al.Intrauterine administration of HCG activated autologous human peripheral blood mononuclear cells（PBMC）promotes live birth rates in frozen/thawed embryo transfer cycles of patients with repeated implantation failure.J Reprod Immunol，2017，119：15-22.

［20］姚元庆，王辉.反复种植失败的子宫内膜因素及对策.实用妇产科杂志，2018，34（5）：326-328.

［21］金哲.柴嵩岩论治中医调整反复移植失败方案.中华中医药

杂志，2017，32（1）：168-170.

［22］李雪莲，李祥云.李祥云补肾祛瘀法改善子宫内膜容受性经验.中国中医基础医学杂志，2018，24（9）：1322-1324.

［23］杨永琴，尤昭玲，游卉.尤昭玲辨治改善子宫内膜容受性不良经验总结.时珍国医药，2018，29（9）：2258-2260.

［24］连方，张君探，赵地，等.复方二至天癸颗粒预处理对IVF降调周期子宫内膜CD4、CD8影响研究.世界中西医结合杂志，2016，11（11）：1582-1586.

［25］季丹，谈勇.谈勇运用滋阴补阳方序贯治疗反复移植失败经验撷菁.中国中医基础医学杂志，2017，23（12）：1783-1784，1789.

［26］梁照，许琳，鲁秋丹，等.金哲教授对IVF-ET术前调理的临床经验撷萃.世界中西医结合杂志，2017，12（9）：1209-1212.

［27］庄雨龙，许琳，于中阳，等.金哲改善子宫内膜容受性经验撷菁.中华中医药杂志，2018，33（7）：2891-2894.

［28］肖承悰，刘雁峰，江媚."补肾气，通胞脉"改善子宫内膜容受性.生殖与避孕，2014，34（7）：595-598.

［29］傅山.傅青主女科.北京：中国中医药出版社，2019：31-32.

［30］刘奇英，黄高艳，丁正香.尤昭玲教授运用"阳化气，阴成形"治疗不孕症的经验.中医药导报，2018，24（8）：130-131.

［31］高星，杜惠兰.辅助生殖技术中子宫内膜容受性治疗的研究进展.中华中医药杂志，2016，31（2）：591-594.

［32］Shi Cheng，Han Hong Jing，Fan Li Juan，et al. Diverse endometrial mRNA signatures during the window of implantation in patients with repeated implantation failure.Hum Fertil（Camb），2018，21：183-194.

第八章　复发性流产

第一节　西医概述

复发性流产（recurrent spontaneous abortion，RSA）在不同国家的定义不尽相同。2016年我国"复发性流产诊治的专家共识"中提出，一般将3次或3次以上在妊娠28周之前的胎儿丢失称为复发性流产。但大多数专家认为，连续发生2次流产即应重视并予评估，因其再次出现流产的风险与3次者相近。美国生殖医学学会则将其定义为2次或2次以上的妊娠失败。英国皇家妇产科医师协会的标准为与同一性伴侣连续发生3次或3次以上并于妊娠24周前的胎儿丢失。临床上自然流产的发生率为15%~25%，而其中的80%以上为发生在妊娠12周前的早期流产，临床上发生2次或2次以上流产的患者约占育龄期妇女的5%，而3次或3次以上者约占1%，约80%发生在孕12周以前，且多发生在相同的孕周，曾有过活产史的妇女仍有可能发生复发性流产。

一、病因病理

复发性流产的病因复杂，常见的有遗传因素、内分泌因素、解剖因素、血栓前状态、感染因素、免疫因素等。妊娠不同时期的复发性流产，病因有所不同。妊娠12周以前的早期流产多由遗传因素、内分泌异常、生殖免疫功能紊乱及血栓前状态等所致；妊娠12周至28周之间的晚期流产且出现胚胎停止发育者，多见于血栓前状态、感染、妊娠附属物异常（包括羊水、胎盘异常等）、严重的先天性异常（如巴氏水肿胎、致死性畸形等）；晚期流产但胚胎组织新鲜，甚至娩出胎儿仍有生机者，多数由子宫解剖结构异常所致。根据具体情况又可分为两种：一是宫口开大之前或胎膜破裂之前没有明显宫缩，其病因主要为子宫颈功能不全；二是先有宫缩，其后出现宫口开大或胎膜破裂，其病因多为生殖道感染、胎盘后血肿或胎盘剥离等。对于复发性流产患者的诊断流程见图8-1（引自2016年中国"复发性流产诊治的专家共识"）。

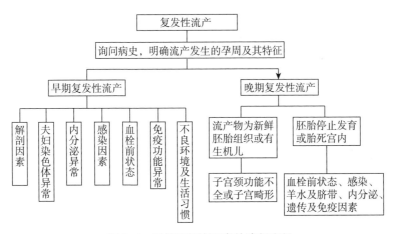

图8-1　复发性流产患者的诊断流程

二、治疗

对于复发性流产的治疗，一般分为孕前对因治疗及孕后安胎两个阶段，因此孕前的病因筛查十分重要。对于子宫异常的患者，应制定个性化治疗计划，与患者充分沟通，使其了解手术的利弊及术后再妊娠可能的并发症，如胎盘植入、子宫破裂等。建议对有复发性流产史的夫妇进行外周血的染色体核型分析，如条件允许，建议对其流产物行染色体核型分析。对于染色体异常的患者推荐对其行遗传咨询，告知再发风险，建议通过辅助生殖技术解决生育问题。因同源染色体罗氏易位患者在理论上不能产生正常配子，建议同源染色体罗氏易位携带者避孕，以免反复流产或分娩畸形儿，亦或接受供卵或供精通过辅助生殖技术解决生育问题。美国生殖医学学会认为，有内分泌异常的患者，如患甲亢、甲减及亚甲减、糖尿病等，应该在孕前及孕期积极监测及治疗。针对抗心磷脂抗体综合征患者，既往无流产史或单次流产发生在妊娠10周以前者，可不予特殊治疗，或予小剂量阿司匹林（75 mg/d）；对于有复发性流产病史的患者及有1次或1次以上妊娠10周后流产者，在确诊妊娠后可给予肝素抗凝治疗，5000U皮下注射，每日2次，直至分娩前停药；对于有血栓病史的复发性流产患者，应在妊娠前予抗凝治疗。此外，由于孕妇产后3个月内发生血栓的风险较高，因此，抗凝治疗应持续至产后6至12周。存在生殖道感染的复发性流产患者应在孕前根据病原体的类型进行针对性治疗，感染控制后方可受孕，尽量避免在妊娠早期使用广谱抗生素。

第二节　中医病因病机

中医对该病自古即有论述，称之为"滑胎"，亦称"数堕胎""屡孕屡堕",以连续性、自然性和应期而下为特点。早在隋代《诸病源候论》即有"妊娠数堕胎候"专论,提出"其母有疾以动胎"和"胎有不牢固以病母",已认识到母体和胎元异常均可导致流产。主要病机其一为母体冲任损伤,其二为胎元不健。宋代《女科百问》提出"若妊娠曾受此苦,可预服杜仲丸",元代医学家王海藏说:"如因母病以致动胎者,但疗母而胎自安也;若胎气不固,或有所触动以致母病者,宜安胎则母自愈矣。"明代《景岳全书·妇人规》指出:"凡妊娠之数见堕胎者……有禀质之素弱者,有年力之衰残者,有忧怒劳苦而困其精力者,有色欲不慎而盗损其生气者……屡见小产堕胎者,多在三个月及五月七月之间,而下次之堕必如期复然。"《医学衷中参西录》指出:"胎在母腹,若果善吸其母之气化,自无下坠之虞。且男女生育,皆赖肾脏作强……肾旺自能荫胎也。"并创制了寿胎丸,重用菟丝子为主药,而以续断、桑寄生、阿胶诸药辅之,"凡受妊之妇,于两月之后徐服一料,必无流产之弊。此乃于最易流产者屡次用之皆效"。此方成为后世医家保胎用药的基本方剂。

现代医家在古代医家的基础上辨证求因,积累了很多宝贵经验。罗元恺教授认为:肾气不固,肾失闭藏是滑胎的主要病因病机;其次是气血损伤,不能滋养胎元,以致胚胎不能正常发育;第三是"母体素虚,妊娠以后,劳力过度,或跌仆闪挫,损伤冲任,以致冲任不能维系胎元",并强调"胎孕的形成,主要在于先天之肾气,而长养胎儿,则在于母体后天脾胃所化生之气血"。

罗颂平教授认为复发性流产患者反复流产,最损肾气,故此类患者以肾气不足为本,血瘀为标,在临床上常表现为本虚标实、虚实夹杂的复杂征象。治疗上先后天同治，既要重视肾气的调养，又要兼顾脾气的培补。同时应顺应周期进行祛邪攻实，月经期攻实治标以促进排泄经血和陈旧瘀浊，经后期补虚治本为重。

姜丽娟教授提出"壮母益子"治疗滑胎的学术思想，强调治疗滑胎的最佳时机在孕前，母体气血和，月经调，身体壮盛方能孕育健康胎儿，故益子必先壮母。褚玉霞教授认为，复发性流产的病机主要为肾脾亏虚、气血不足，或夹热、瘀、湿，但根本在肾虚。治疗应补肾培脾、益气养血以治本，清热、化湿、活血以治标，并分为孕前、孕后两个阶段审因论治、对症用药，强调防重于治、中西合参、身心同调。陈宝贵教授指出脾肾两虚是治疗滑胎的核心病机，治疗宜健脾补肾。

笔者结合自身临床经验，认为本病临床常见的病因病机包括脾肾阳虚、阴虚火旺、气血虚弱及血瘀，其中以脾肾阳虚多见。

若肾气素虚，肾中真阳受损，命门火衰，冲任失于温煦，下不能暖宫，胎元无以温养。或兼素体脾虚，或忧思劳碌伤脾，气血生化乏源，不能濡养先天，而致脾肾两虚，胎元失养。另外，肾司开阖为水之本，脾主运化为水之制，若脾肾阳虚，气化失司，运化失职，水液代谢失常，则湿聚成痰，寒湿内生凝结胞宫，胎失所养，则致屡孕屡堕。若湿邪蕴而化热，损伤冲任，又会出现寒热错杂之证。

或有素体阴虚者，亦或大病久病、房劳多产耗血伤精，致肾中阴精不足，阴虚火旺，热扰胞脉，损伤胎气而致滑胎。

或母体素有脾胃虚弱，或饮食不节，孕后过度思虑，劳倦等损伤脾胃，致气血不足，不能摄养胎元而致滑胎。

亦或母体胞宫素有癥瘕瘀积，瘀阻冲任胞宫，或跌仆闪挫，损伤冲任，气血失和，而使胎元失养，遂致滑胎。故王清任提出："三个月前后，无故小产，常有连伤数胎者……不知子宫内，先有瘀血占其地，胎至三月再长，其内无容身之地。"

第三节　中医辨证论治

一、脾肾阳虚证

临床症状：屡孕屡堕，甚或应期而堕；腰膝酸软，神疲乏力，面色晦暗，眼眶暗黑，夜尿频多，或畏寒肢冷，小便清长，大便稀溏或黏腻。

舌脉：舌淡胖，边有齿痕，苔白，脉沉细。

治法：补肾健脾，固冲安胎。

常用方：温肾健脾方（自拟）。

药物：生黄芪、党参、菟丝子、鹿角霜、续断、杜仲、山药、茯苓、炒白术、黄柏、藿香、炒薏苡仁、炙甘草。

二、阴虚火旺证

临床症状：屡孕屡堕，孕后阴道流血，色鲜红或深红，质稠；腰膝酸软，五心烦热，失眠，盗汗，口干咽燥，或频发口腔溃疡，或孕期频繁出现性梦冲动，大便干结。

舌脉：舌红少苔，脉沉细数。

治法：滋阴降火，固冲安胎。

常用方：知柏地黄汤（《医宗金鉴》）。

药物：熟地黄、山茱萸、山药、茯苓、牡丹皮、泽泻、

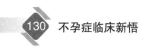

知母、黄柏。

三、气血虚弱证

临床症状：屡孕屡堕，头晕眼花，神疲乏力，面色㿠白，心悸气短。

舌脉：舌淡，苔薄白，脉细弱。

治法：益气养血，固冲安胎。

常用方：泰山磐石散（《景岳全书》）。

药物：黄芪、人参、当归、续断、黄芩、川芎、白芍、熟地黄、白术、砂仁、糯米、炙甘草。

四、血瘀证

临床症状：素有癥瘕之疾，临证可见屡孕屡堕，小腹拘急疼痛，腰酸下坠；平素经期腹痛，血色暗，有血块。

舌脉：舌质紫暗或有瘀斑，脉沉滑或沉弦涩。

治法：活血祛瘀，固冲安胎。

常用方：桂枝茯苓丸（《金匮要略》）合寿胎丸（《医学衷中参西录》）。

药物：桂枝、茯苓、牡丹皮、赤芍、桃仁、菟丝子、桑寄生、川续断、阿胶。

第四节　其他治法

一、针刺

针刺治疗时间宜在经后期和排卵期，建议经净起隔日针刺

1次直至排卵，经期暂停，经前期不能排除患者怀孕与否也应避免。各病因的复发性流产，主穴均可选取足三里、肾俞、气海、关元、三阴交、血海、子宫、卵巢。不同证候辅以配穴，如脾肾两虚者加脾俞、太溪、命门补肾健脾，气血虚弱者加天枢、归来补血养血，阴精亏虚的患者加阴陵泉、内庭滋阴清热，湿浊偏甚的可加阴陵泉、丰隆利湿化浊，血瘀型患者加太冲、膈俞疏肝理气，活血化瘀。此外，肥胖的患者配以"脐周八穴"减肥，失眠的患者配以内关、四神聪透百会以安神定志。

二、心理治疗

心理因素对于复发性流产的发生也起着至关重要的作用。研究表明，复发性流产的患者抑郁及焦虑的检出率均较正常育龄期妇女高。因此，笔者在复发性流产患者的治疗过程中，建议同时配合心理咨询与疏导等方式，以改善其焦虑紧张情绪，建立阳光心态。天津中医药大学第一附属医院生殖中心配有专业的心理咨询师，通过心理干预，帮助复发性流产患者提高认知和处理各种关系的能力；探索自我，认识自我，克服生活工作中遇到的各种阻力；疏导情绪，减轻或消除心理障碍。通过心理治疗，可以提高复发性流产患者成功妊娠的概率。

第五节　中西合参

复发性流产病因复杂，孕前首先要进行全面的病因筛查包括染色体、内分泌、免疫、血栓前状态、感染、宫腔解剖等因素。在诊疗过程中应注重中西医合参。该病的中医治疗原则可以概括为：①"预培其损"，预防为主，防治结合，提前

3~6个月调治；②月经不调者当先调经，因他病而致滑胎，当先治他病；③孕后补肾固冲安胎，治疗期限应超过以往流产孕周；④若因胎元不健以致滑胎，则非药物治疗所能奏效，应从速下胎以益母。

在临床中，可以将辨病与辨证相结合，以提高疗效。比如对于抗心磷脂抗体综合征，有中医学专家提出，其病因病机因虚因热者居多，实为阴虚火旺为本、湿热血瘀为标。诚如朱丹溪所说："一妇人，但有孕至三个月左右必堕，其脉左手大而无力，重取则涩，知其血少也……因思之堕于纳热而虚者，于理为多。曰热曰虚，当分轻重。盖孕至三月，上属相火，所以易堕，不然何以黄芩、熟艾、阿胶为安胎药邪？"又云："妇人有孕则碍脾，运化迟而生湿，湿而生热，古人用白术、黄芩为安胎圣药，盖白术补脾燥湿，黄芩清热故也。"夏桂成教授将本病辨证分为阴虚火旺证及阳虚瘀浊证，阴虚火旺证治以滋阴降火、调肝宁神，常用滋阴抑抗汤；阳虚瘀浊证治以补肾健脾、温阳化瘀，常用助阳抑抗汤，总有效率为94.87%。张玉珍教授认为肾虚血瘀是此病的病机本质，治疗时补肾以益先天之本，用药兼顾生理周期；祛邪不忘扶正，活血养血并重。

对于血栓前状态患者，多数医家认为血瘀为重要病理因素。诚如《医林改错》云："孕妇体壮气足，饮食不减，并无伤损，三个月前后，无故小产，常有连伤数胎者，医书颇多，仍然议论滋阴养血、健脾养胃、安胎保胎，效方甚少。不知子宫内，先有瘀血占其地，胎至三月再长，其内无容身之地，胎病靠挤，血不能入胎胞，从傍流而下，故先见血。血既不入胎胞，胎无血养，故小产。"并提出少腹逐瘀汤种子入神，"如曾经三月前后小产，或连伤三五胎，今又怀胎，至两个月前后，将此方服三五付，或七八付，将子宫内瘀血化净，小儿身长有容身之地，断不致再小产。若已经小产，将此方服三五付，以后成胎，可保无事，此方去疾、种子、安胎，尽善尽美，真良善方也"，正可谓"有故无殒，亦无殒也"。中医妇科学家罗颂平教授多在补肾健脾基础上，加用鸡血藤、丹参、仙鹤草以化瘀安胎。现代药理研究显示，活血化瘀药物可改善妊娠子宫局部血液循环，扩张血管，改善神经内分泌功能，促进组织细胞代谢，增加卵巢血液流量，提高HCG分泌水平，激发排卵与促进黄体功能，确保胚胎与胎儿发育。

此外，笔者在临床上非常重视调整患者的生活方式，通过体质评估，指导其饮食、起居、运动、住所环境等，从心理卫生到身体健康进行全面呵护。并强调夫妇同治，正如《女科正宗·广嗣总论》云："男精壮而女经调，有子之道也。"

参考文献

［1］Practice Committee of the American Society for Reproductive Medicine. Evaluation and treatment of recurrent pregnancy loss：a committee opinion.Fertil Steril，2012，98（5）：1103-1111.

［2］谢幸.苟文丽.妇产科学.8版.北京：人民卫生出版社，2013：3-8.

［3］Su N，Wang H，Zhang B，et al. Maternal natural killer cell immunoglobulin receptor genes and human leukocyte antigen-C ligands influence recurrent spontaneous abortion in the Han Chinese population. Exp Ther Med，2018，15（1）：327-337.

［4］张建平.流产基础与临床.北京：人民卫生出版社，2012：

1-10.

［5］中华医学会妇产科学分会产科学组.复发性流产诊治的专家共识.中华妇产科杂志，2016（1）：3-9.

［6］李洁.2016年中国"复发性流产诊治的专家共识"与2017年欧洲"复发性流产诊治指南"的解读.实用妇产科杂志，2018，34（11）：822-825.

［7］罗颂平.封藏之本，静以制动——论罗元恺教授安胎的思路与方法.广州中医药大学学报，2006（5）：363-365.

［8］丘维钰，高飞霞，巫海旺，等.罗颂平从肾虚血瘀论治复发性流产经验介绍.新中医，2018，50（3）：217-220.

［9］张翼雯，姜广，姜丽娟.壮母益子——姜丽娟教授治疗滑胎学术思想.中国中医药现代远程教育，2018，16（2）：66-68.

［10］孙红，李晖，李艳青.褚玉霞教授诊治复发性流产经验.中医研究，2018，31（6）：43-46.

［11］陈仿.陈宝贵教授治疗滑胎经验.亚太传统医药，2016，12（23）：97-98.

［12］贺立颖.复发性流产患者心理状况调查及其相关因素分析.上海：上海交通大学，2017.

［13］杨承慧.补肾活血清热法治疗抗心磷脂抗体阳性先兆流产疗效观察.陕西中医，2014，35（3）：259-261.

［14］夏桂成.妇科方药临证心得十五讲.北京：人民卫生出版社，2006：291-300.

［15］张玉珍，刘敏如.免疫性不孕.北京：人民卫生出版社，2001：752-757.

［16］桂香玲，陆启滨.补肾活血中药治疗血栓前状态复发性流产的研究进展.南京中医药大学学报，2019，35（1）：116-120.

下篇

实践篇

第九章 多囊卵巢综合征

一、PCOS、IVF失败3次后自然妊娠案例

潘某，女，30岁，初诊日期：2013年10月29日。

【病情摘要】

未避孕未孕7年，IVF失败3次。既往月经稀发，曾于外院诊断为"多囊卵巢综合征"，间断服用短效避孕药、二甲双胍及中药治疗，并予克罗米芬单独或联合注射用尿促性腺激素诱导排卵多次未孕。2012年因排卵障碍行体外受精，长方案超促排取卵23枚，成胚12枚，共移植3次，均失败，余冻胚6枚。刻下症见：月经停闭5个月，腰膝酸软，形体肥胖，久坐懒动，时有头昏沉，大便黏腻不爽，舌淡胖，苔白腻，脉沉滑。

既往检查：性激素六项（D2）示FSH 8.89mIU/mL，LH 14.6mIU/mL，E_2 7.75pg/mL，T 83.4ng/dL（正常值＜70ng/dL）。糖耐量及胰岛素释放试验提示胰岛素抵抗。生化全项：甘油三酯及尿酸增高，肝功能、肾功能正常。输卵管造影：双侧输卵管通畅。男方精液常规：未见异常。

就诊当日女方体格检查：身高1.6m，体重70kg，BMI 27.34。双合诊检查未及明显异常。经阴道超声：子宫大小正常，内膜9mm/C型，双侧卵巢内AFC＞20个，均未见优势卵泡。

【初步诊断】

西医诊断：原发性不孕症；多囊卵巢综合征；胰岛素抵抗；反复种植失败。

中医诊断：不孕症；闭经（肾虚兼痰湿阻滞证）。

【首诊医嘱】

1.生活方式调整：节食运动，减轻体重。

2.地屈孕酮10mg，每日2次，连续口服10天以调整月经周期，促进月经来潮。

3.予二甲双胍每日500mg，逐渐增加至每餐500mg，每日3次。

4.中药治以祛湿化痰，活血通经。方用苍附导痰汤加减：苍术10g，白术10g，枳壳10g，陈皮10g，法半夏10g，桂枝10g，丹参30g，泽泻20g，泽兰20g，当归15g，川芎10g。

【复诊经过】

2013年11月15日二诊：用药后于11月13日月经来潮，量少质黏，头昏沉症状减轻，口干喜饮，大便已成形，舌红苔黄略厚，脉沉滑。考虑患者雄激素偏高，给予炔雌醇环丙孕酮片1片，每日1次，服21天，连续服用3个月经周期。并予中药健脾燥湿、清化痰瘀，于原方去桂枝、泽兰，加胆南星10g，夏枯草15g，生山楂15g。

2013年12月6日三诊：述近期工作压力大，自觉焦虑、心烦易怒、口干咽燥、渴喜凉饮、晨起口苦，脘腹胀满，纳呆，带下量多色黄，寐欠安，多梦，舌苔黄腻，脉弦滑。故调整中药，治以疏肝清热利湿，予龙胆泻肝汤加减：胆南星10g，黄芩10g，香附15g，柴胡10g，小通草10g，车前子15g，泽泻15g，枳壳10g，茯苓20g，炒酸枣仁15g，生薏苡仁

30g，生山楂15g，焦神曲10g。

2013年12月25日复诊：述心烦焦虑、口干口苦、腹满纳呆等症状消失，但觉腰酸，怕冷，二便调，舌淡红，苔白，脉沉细滑。中药治以补肾健脾，祛痰化湿：菟丝子30g，鹿角霜20g，紫石英30g，黄柏10g，茯苓20g，白术10g，山药20g，当归10g，川芎10g，藿香10g，炒薏苡仁20g，陈皮10g，法半夏10g，香附10g，厚朴10g。

2014年2月15日复诊：月经于2014年2月11日来潮，当前已连续服用炔雌醇环丙孕酮片共3个周期，体重减少近10kg，服中药后腰膝酸软，头昏沉症状明显减轻，大便成形，舌淡红，苔薄，脉沉细滑。嘱本周期停服炔雌醇环丙孕酮片，自然周期卵泡监测，中药治疗同前。

2014年2月28日复诊：诉26—28日阴道出现少量咖啡色分泌物，经阴道超声提示：内膜7.8mm/A型，左卵巢内可见一18mm×15mm卵泡。安排同房，中药继服。

2014年3月15日复诊：月经超期未至，查血HCG提示妊娠。自述腰酸，小腹下坠感，无阴道流血，舌淡红，苔白，脉沉细滑。予中药补肾益气并联合地屈孕酮保胎，直至孕2个月停药。

后随访，患者于2014年12月顺产一女活婴，足月产，体健。

【按语】

该患者为肥胖型多囊卵巢综合征合并胰岛素抵抗，曾间断服用短效避孕药、二甲双胍及中药治疗，并予克罗米芬单独或联合注射用尿促性素促排多次未孕。后又经历IVF失败3次。其间主诊医师虽劝其减重，但患者平素生活过于安逸，懒于运动，体重始终无明显改变。加拿大妇产科学会提出，减肥、运动和生活方式的改变已被证明可有效恢复促排卵周期，使超重的多囊卵巢综合征患者顺利妊娠，应成为这些患者的一线选择。肥胖且无排卵的多囊卵巢综合征患者体重减轻5%~10%往往恢复排卵周期。推荐的体育运动包括快走、慢跑、骑行（包括椭圆机）、健美操、瑜伽、打羽毛球及游泳等。故该患者首诊时，医生将节食运动减重作为第一条医嘱，向患者阐明减重对PCOS患者的重要性，详细向她介绍节食及运动的方式，鼓励其坚持锻炼。其后，每次复诊，都详细询问其饮食及运动情况，以及体重的改变，患者配合良好，3个月减重10kg。

该患者在用西药调整月经周期的同时，配合中药治疗，以从根本上改善病证，调经促孕。肥人多痰，痰湿壅滞，脂膜闭塞子宫，导致不孕，首诊之时，患者月经停闭已5个月，腰膝酸软，形体肥胖，久坐懒动，时有头昏沉，大便黏腻不爽，舌淡胖，苔白腻，脉沉滑。中药祛湿化痰、活血通经治疗，用行湿燥痰之代表方苍附导痰汤加减。二诊时患者出现月经量少质黏、口干喜饮等热象，遂于原方去桂枝、泽兰，加胆南星10g，夏枯草15g，生山楂15g以清化痰瘀。

三诊时患者由于工作压力大，出现心烦易怒，口干咽燥、渴喜凉饮，晨起口苦，脘腹胀满，纳呆，带下量多色黄，寐欠安，多梦，舌苔黄腻，脉弦滑，为肝郁化火之象。故调整中药，予龙胆泻肝汤加减以疏肝清热利湿。待湿热瘀血等已有之实邪已去，逐渐加入补益脾肾之品以杜绝痰湿再生之源。《景岳全书》云："痰之化无不在脾，而痰之本无不在肾。"肾虚不能化气行水，脾虚则健运失司，水湿内停，在化痰除湿以治标的同时，补肾健脾为治本，以菟丝子、鹿角霜、紫石英等补益肾气，茯苓、白术、藿香、炒薏苡仁、陈皮、法半夏、山药健脾益气，行气化湿，佐以当归、川芎、香附、厚朴行气活血，以利化瘀除湿。后患者配合卵泡监测因势利导，于氤氲之时指导同房，当月得以顺利受孕。

二、PCOS针刺减重后妊娠案例

王某，女，28岁，初诊日期：2015年8月3日。

【病情摘要】

月经稀发10余年，未避孕未孕1年余。自14岁初潮起月经稀发，6/45~50天，有血块，未行系统性诊疗。当前闭经4个月余，自测尿妊娠试验为阴性，心烦易怒，面部痤疮，时感乏力，胸闷呕恶，大便黏腻。舌淡红，苔白腻，脉弦滑。近半年体重增加超过5kg。

就诊当日女方体格检查：身高1.65m，体重65kg，BMI 23.8，腰围88cm，臀围102cm，腰臀比0.86。双合诊未见明显异常。经阴道超声：子宫体积较小，内膜6mm/B型，双侧卵巢内AFC均＞12个，未见优势卵泡。

【初步诊断】

西医诊断：原发性不孕症；多囊卵巢综合征。

中医诊断：不孕症；月经后期（肝郁湿阻证）。

【首诊医嘱】

1.首先给予生活方式指导，嘱节食运动减重。

2.地屈孕酮10mg，每日2次，服用10天，促使月经来潮。

3.完善相关化验检查：进一步查糖耐量及胰岛素释放试验，月经第2~4天查性激素六项。

【复诊经过】

2015年9月30日二诊：服地屈孕酮后9月27日月经来潮，量少。性激素六项提示T升高，LH/FSH＞3；糖耐量及胰岛素释放试验提示胰岛素抵抗。

患者拒绝服用西药激素类避孕药，故建议配合针刺改善内分泌状态。患者属腹型肥胖，辨证为痰湿阻滞型，依据痰湿体质的特点选穴：脐周八穴（水分、天枢、外陵、滑肉门、气海）、关元、中极、大横、带脉、水道、阴陵泉、梁丘、血海、三阴交、内庭，一周2~3次。针刺治疗期间卵泡监测提示无优势卵泡，但体重近2个月减轻10kg。故针刺调整为促排卵相关穴位：以颈部膀胱经诸穴、百会、印堂、风池、内关、秩边、气海、大赫、子宫、卵巢、足三里等为主。12月23日经阴道超声显示左卵巢内优势卵泡21mm×14mm，并于2日后排卵，停止针刺治疗。

2016年1月8日复诊：月经超期未至，自测尿妊娠试验阳性，查血HCG值为168mIU/mL。后随访得知患者顺利生产一子。

【按语】

患者形体肥胖，月经稀发，且伴有胰岛素抵抗，首诊嘱咐患者调整生活方式，运动减重，同时建议患者使用针刺减重治疗并配合促排卵疗法。针刺脐周八穴（水分、天枢、外陵、滑肉门、气海）、关元、中极、大横、带脉、水道、阴陵泉、梁丘、血海、三阴交、内庭。其中，天枢、外陵、滑肉门皆属胃经穴位，与调理胃经的功能有关，足太阴脾经与足阳明胃经相表里，互为络属关系，刺激胃经穴位，可起到健脾胃、化痰湿的作用。天枢又为大肠的募穴，为减肥要穴。《素问·六微旨大论》载："天枢之上，天气主之，天枢之下，地气主之，气交之分，人气从之，万物由之。"是以天枢被喻作天地之气相交之中点，为天地之气（中、下焦之气）升降出入的枢纽，为分清理浊之司，具有疏调肠腑、双向调节胃肠功能的作用。阴陵泉为脾经合穴，水分为任脉腧穴，《百症赋》载："阴陵、水分，可去水肿之脐盈。"二穴具有分利水湿，泌别清浊，加强运化的功效。八穴配合，可起到通调水道、健脾除湿、调理胃肠的功效。大横为足太阴、阴维脉交会穴，与天枢穴配合共同调理脾胃；带脉为足少阳经与带脉交会穴，具有健脾利湿、调经止带的功效，同时又为减肥要穴；关元位于任脉，是小肠的募穴，小肠之气结聚此穴并经此输转至皮部，它为先天之气海，是养生吐纳、吸气凝神的地方，为人身元阴元阳交关之处，具有培元固本、补益下焦之功；水道为足阳明胃经腧穴，有通调水道之功；梁丘为胃经郄穴，能调节胃经气血；三阴交为足太阴脾经、足少阴肾经、足厥阴肝经交会之处，具有健脾益血、调补肝肾的功效。诸穴配合，健脾除湿，化痰通络，调经助孕。治疗后体质量下降明显，排卵较前明显改善，并成功受孕，患者孕后配合中成药固肾安胎丸以补肾健脾、固冲安胎。

三、PCOS、自然流产2次后成功妊娠案例

陈某，女，29岁，初诊日期：2017年4月17日。

【病情摘要】

月经稀发10余年，自然流产2次。患者既往月经2~3个月一行，经量少，近5年体重增加15kg。2015年孕40余天自然流产，后于外院诊断为"多囊卵巢综合征"，服用炔雌醇环丙

孕酮片及二甲双胍7个周期后克罗米芬诱导排卵妊娠，孕40余天自然流产，行清宫术。症见：腰膝酸软，怕冷，四肢不温，少气懒动，纳少、时有腹胀，急躁易怒，焦虑，多梦易醒，喜食甜食，大便黏腻不爽，舌淡胖，苔厚腻，脉沉弦无力。

既往检查：基础性激素水平示睾酮水平偏高，糖耐量及胰岛素释放试验提示胰岛素抵抗。男方精液常规正常。末次月经（LMP）：2017年4月7日。

就诊当日女方体格检查：身高1.58m，体重70kg，BMI 28.04。双合诊检查未及明显异常。经阴道超声：子宫大小正常，子宫内膜3.6mm/C型，双侧卵巢内AFC＞12个，未见优势卵泡。

【初步诊断】

西医诊断：多囊卵巢综合征；高胰岛素血症；复发性流产。

中医诊断：月经后期；滑胎（脾肾阳虚，痰湿阻滞兼肝郁证）。

【首诊医嘱】

1.生活方式调整：节食运动，减轻体重。

2.完善复发性流产相关检查，包括自身免疫抗体、染色体、血栓性检查等。

3.中药治以补肾健脾、祛湿化浊之法，方以苍附导痰汤加减，具体用药：菟丝子30g，鹿角霜20g，巴戟天10g，苍术10g，香附15g，法半夏10g，茯苓20g，炒薏苡仁20g，枳壳10g，黄连5g，黄柏6g，芡实20g，藿香10g，六神曲10g。

4.辅以针刺减重，选穴：脐周八穴（水分、天枢、外陵、滑肉门、气海）、关元、中极、大横、带脉、水道、阴陵泉、梁丘、血海、三阴交、内庭。每周2~3次。

【复诊经过】

检查结果回报示染色体、自身免疫性抗体、凝血功能、同型半胱氨酸等均未见异常。因患者拒绝服用避孕药，故仅采取中医治疗。上述中药随症加减持续服用2个月并配合针刺治疗。

2017年6月21日复诊，月经于6月20日来潮，量、色、质正常，无痛经。并述服药后腰膝酸软、怕冷、腹胀、心烦易怒等症状明显减轻，大便稍黏，舌淡胖，苔白腻，脉沉弦滑。患者当前体重已减轻8kg，嘱继续针药治疗。

2017年8月14日复诊：LMP 2019年7月30日，经治4个月，共减重12kg，BMI 23.2。复查睾酮水平在正常范围内。经阴道超声提示内膜5.2mm/A型，双侧卵巢内未见优势卵泡。故予来曲唑2.5mg，每日1次，连续服用5天。调整中药处方，以温肾健脾为主，遣方：生黄芪20g，菟丝子30g，断续片10g，盐杜仲10g，阿胶珠10g，茯苓20g，炒薏苡仁20g，苍术10g，黄连片6g，黄柏10g，山药20g，酸枣仁20g，香附10g。

促排后成功妊娠，孕后予中药补肾健脾、固冲安胎，药用：生黄芪20g，续断10g，杜仲10g，桑寄生15g，菟丝子15g，茯苓15g，白术10g，陈皮10g，山药10g，黄柏6g，女贞子10g，阿胶珠10g。并联合地屈孕酮保胎，直至孕2个月停药。

后随访，患者于2018年7月31日产一男婴，体健。

【按语】

患者生化妊娠1次，胎停育1次，首次就诊症见形体肥胖，腰膝酸软，怕冷，少气懒动，时有腹胀，大便黏腻不爽，舌淡胖，苔白腻，脉沉弦滑。肾主生殖，患者两次不良妊娠史，并结合症状，辨证为脾肾阳虚，痰湿阻滞兼肝郁证，中药治以补肾健脾、祛湿化浊之法，方以苍附导痰汤加减，同时辅以针刺减重。方中菟丝子、鹿角霜、巴戟天补肾调冲任；茯苓、炒薏苡仁、山药、芡实健脾燥湿；苍术、佩兰、藿香理气燥湿，芳香蠲浊；香附、枳壳调畅气机，黄柏、黄连反佐燥湿；当归、川芎养血调冲任。中药配合针灸调整一段时间后，体重恢复至正常范围，诸症好转，患者进入备孕周期行卵泡监测，卵泡生长欠佳，故配合西药诱导排卵。经后期肾阴亏虚，阳长不佳，卵泡生长欠佳，中药调整为补肾益精为主，促进卵泡生长发育，方得顺利妊娠。

第十章　卵巢储备功能减退

一、卵巢储备功能减退、男方弱精症、IVF失败3次后自然妊娠案例

徐某，女，34岁，初诊日期：2013年2月23日。

【病情摘要】

IVF-ET后胎停育1次，FET失败2次。患者2002年结婚，性生活规律，未避孕未孕。曾于外院查血清AMH及经阴道超声后提示"卵巢储备功能减退"，遂于2009年行辅助生殖技术，取卵5枚，成胚3枚，移植2枚鲜胚，孕40余天因胎停育行清宫术；2010年冻胚移植1枚，未孕。2011年12月自然周期取卵1枚，配成后移植未孕。

月经周期近2年来逐渐缩短，23~25天一行，经量偏少，色黯红，无痛经。症见：面色晦暗，腰酸，时觉乏力心悸，眠差多梦，二便调。舌质暗红，苔少，脉沉细。LMP 2013年2月3日，于2月18日出现阴道褐色分泌物，量少，持续4天净。

既往检查：性激素六项（D2）示FSH 26mIU/mL，LH 5.67mIU/mL，$E_2 < 20$pg/mL。促甲状腺激素（TSH）5.91 μIU/mL（已于外院确诊为"甲状腺功能减退"，间断服用优甲乐，每日半片）。子宫输卵管造影结果：双侧输卵管通畅。男方精液分析：精子密度18×10^6/mL，活动率15%，a级精子3%，b级精子10%，精液不完全液化。

就诊当日妇科双合诊及阴道分泌物未发现异常；经阴道超声：内膜6mm/C型，右卵巢大小29mm×21mm，内可见2~3个AFC；左卵巢大小30mm×26mm，内可见2~3个AFC。

【初步诊断】

西医诊断：继发性不孕症；卵巢储备功能减退；男方重度弱精症。

中医诊断：不孕症（肾阴亏虚，心肾不交证）。

【首诊医嘱】

1.女方予中药治以滋养肾阴，益气宁心。方药组成：熟地黄20g，山萸肉10g，山药15g，菟丝子30g，鹿角霜20g，枸杞子10g，女贞子15g，旱莲草15g，太子参30g，麦冬20g，五味子6g，茯苓15g，陈皮10g。

2.男方调整生活方式，增强运动，男科门诊予中药治疗。

【复诊经过】

2013年3月7日二诊：述腰酸、乏力症状明显减轻，睡眠有所改善，仍多梦，心烦，晨起有时觉心慌，大便干，2日一行，舌尖红，苔少，脉沉细。调整中药：知母10g，黄柏10g，熟地黄20g，山萸肉10g，山药15g，菟丝子30g，覆盆子15g，紫河车10g，茯苓15g，泽泻10g，党参20g，麦冬20g，五味子6g，生龙骨30g。

2013年3月14日三诊：当日晨起月经来潮，量少，色暗红，无血块，心悸缓解，纳寐可，二便调，舌质略红，苔薄白，脉沉细滑。嘱次日复查性激素及促甲状腺激素水平，药物予少腹逐瘀丸服用3天，血净后继续予中药滋养肾阴，益气宁心。

2013年4月5日复诊：心烦、心悸症状缓解，睡眠改善，大便每日1次，舌红，苔薄，脉沉细。复查：FSH 8.99mIU/mL，LH 2.95mIU/mL，E_2 49pg/mL，TSH 5.52μIU/mL，T3、T4均在正常值范围内。给予优甲乐每日1片，并嘱其定期复查。予中药：熟地黄20g，山萸肉10g，山药20g，菟丝子30g，杜仲15g，巴戟天10g，黄柏10g，茯苓15g，当归10g，党参20g，麦冬20g，五味子6g。

2013年7月30日复诊：LMP 7月18日，患者述近3个月未有明显不适，月经25天一行，量较前明显增多，色质正常。7月20日查：FSH 6.66mIU/mL，LH 5.36mIU/mL，E_2 12pg/mL，TSH 2.21μIU/mL，男方精液常规检查提示较前明显好转。

后患者8—10月自行停止服用中药，无明显不适，月经基本正常，25天一行。于2013年11月再次复诊，要求继续服用中药助孕，中药治疗原则同前。

2013年12月6日复诊：停经28天，患者自测尿妊娠试纸，显示阳性，述近日乏力，腰骶下坠感，小腹隐痛，眠差多梦，醒后难以入睡，无阴道流血，二便调，舌红，苔薄白，脉沉细滑。查血HCG 349.0mIU/mL，P 31.9ng/mL，E_2 168pg/mL。嘱动态观察血HCG水平，腹痛或阴道流血随诊；中药治以固肾滋阴，益气安胎，处方：菟丝子30g，覆盆子15g，续断15g，桑寄生30g，山萸肉10g，山药20g，党参20g，麦冬20g，五味子5g，黄芩10g，茯苓10g，白术10g，陈皮10g。同时予地屈孕酮10mg，每日2次。

服药后再次返诊：腰酸腹痛等症状消失。2014年1月2日经阴道超声提示：宫内早孕，胎囊31mm×40mm×24mm，胎芽13mm，见胎心。2015年8月随访，患者足月顺产一女婴。

【按语】

该患者月经先期量少，色暗红，面色晦暗，腰酸，时觉乏力心悸，眠差多梦，舌质暗红，苔少，脉沉细，辨证为肾阴亏虚、心肾不交之证。肾阴不足，冲任不固，故月经先期量少色暗；肾阴虚不能上济心火，故心悸、眠差多梦。中药治以滋养肾阴，益气宁心。其中熟地黄、山萸肉、山药滋补肝肾；配伍菟丝子、鹿角霜、枸杞子、二至丸补肝肾，益冲任；生脉饮益气养阴，宁心安神；佐以茯苓、陈皮使诸药滋而不腻。3月7日复诊时，患者阴虚火旺症状较为明显，如心烦、多梦、晨起心慌、大便干、舌尖红等，故予知柏地黄汤合生脉饮加减以滋阴降火，潜阳安神。

经中药治疗后，患者FSH水平明显降低，月经量增多，临床症状明显好转。男方精液复查正常后，监测卵泡试孕，患者成功受孕。孕后继予黄体支持及中药固肾安胎，直至腰酸腹痛等先兆流产症状消失2周后方停止用药。

二、卵巢储备功能减退、IVF失败2次后自然妊娠案例

孙某，女，32岁，初诊日期：2015年9月20日。

【病情摘要】

自然流产后未避孕未再孕1年余，IVF失败2次。患者婚前行人工流产1次，婚后性生活正常，未避孕未再孕。2012年于本院经阴道超声下行卵泡监测，提示有排卵延后及小卵泡排卵史，曾用注射用尿促性素诱导排卵及中药治疗未孕。2013年4月行辅助生殖技术，取卵6枚，成胚4枚，分两次移植均失败。2013年11月自然妊娠，孕期出现小腹隐痛、腰酸及少

量阴道出血症状，孕60余天自然流产。其后工具避孕，解除避孕后近一年半未再孕。患者平素腰膝酸软，畏寒，面部痤疮，心烦易怒，大便稀溏；自诉行辅助生殖技术后每至经期，均会出现舌体疼痛，舌苔剥脱；舌质暗红，脉沉细弦。

既往月经30~40天一行，近3个月月经周期缩短，24~25天一行，量少，色暗，伴腰酸乏力。LMP：2015年8月23日。PMP（前次月经）：2015年7月28日。4天前开始出现阴道少量咖啡色分泌物，无腹痛。

既往检查：性激素水平（D2）示 FSH 5.43mIU/mL，LH 4.21mIU/mL，E_2 37.30pg/mL，T 61.7ng/dL，P 0.3 ng/mL，催乳素（PRL）21.20 ng/mL；甲状腺功能正常；输卵管造影示双侧输卵管通畅并远端轻度粘连；男方精液常规正常。

就诊当日双合诊检查：阴道内可见少量咖啡色分泌物，宫颈轻度糜烂，其余未触及异常。经阴道超声：子宫大小53mm×36mm×42mm，子宫内膜7mm/C型，左卵巢内可见3~4个AFC，右卵巢内可见2~3个AFC。尿妊娠试验：阴性。

【初步诊断】

西医诊断：继发性不孕症；IVF失败2次；自然流产1次。

中医诊断：不孕症（肾虚肝郁，兼脾虚湿浊证）。

【首诊医嘱】

1.复查性激素六项。

2.予地屈孕酮10mg，每日2次，连续服用14天，以调整月经周期。

3.中药治以补肾疏肝，祛湿化浊。方药：菟丝子30g，续断10g，杜仲10g，鹿角霜15g，柴胡10g，当归10g，川芎6g，茯苓15g，砂仁6g，藿香10g，佩兰10g。

【复诊经过】

2015年10月8日二诊：诉服药后阴道咖啡色分泌物消失，停地屈孕酮后于10月6日月经来潮，量少色暗。腰膝酸软、畏寒症状较前好转，但觉心中烦热，面部痤疮加重，大便仍黏腻。经期舌体疼痛，舌苔剥脱，脉沉细滑。复查性激素六项示FSH 6.85mIU/mL，LH 4.95mIU/mL，PRL 28.9ng/mL，P 0.3ng/mL，E_2 84pg/mL↑，T 0.43ng/mL。患者暂拒绝行IVF-ET，要求自然试孕。故嘱本周期复查子宫输卵管造影，同时中药治以补肾益阴，清肝利湿，药用：菟丝子30g，鹿角霜15g，续断10g，党参20g，麦冬15g，五味子6g，柴胡10g，升麻6g，赤芍、白芍各15g，牡丹皮10g，茯苓10g，白术10g，炒薏苡仁20g。

2015年11月3日三诊：LMP 10月30日，经量较前明显增多，色质正常，面部痤疮、经期舌体疼痛及舌苔剥脱明显好转，大便成形，有时仍觉腰酸。子宫输卵管造影结果：两侧输卵管通畅。遂嘱本周期经阴道超声下卵泡监测，中药治法同上。

2015年11月13日经阴道超声：子宫内膜8mm/A型，左卵巢有一大小18mm×17mm卵泡。11月14日予肌注人绒毛膜促性腺激素8000U，指导同房。11月15日经阴道超声提示卵泡已排，予地屈孕酮10mg，每日2次，连续12天。中药治以补肾健脾，兼清利湿热，药用：菟丝子30g，续断10g，桑寄生15g，山萸肉10g，山药20g，茯苓10g，白术10g，赤芍、白芍各10g，陈皮12g，泽泻10g，牡丹皮10g，柴胡6g，炙甘草6g。

2015年12月8日复诊：停经39天，自测尿妊娠试验示阳性。近日觉小腹坠胀，伴腰酸乏力，偶有咖啡色阴道分泌物，舌淡红，苔薄白，脉沉细滑。查血HCG 429.38 mIU/mL，P 25.2ng/mL。中药治以固肾安胎，益气养血，药用：菟丝子30g，续断10g，桑寄生15g，阿胶珠10g，生黄芪30，女贞子15g，旱莲草30g，山萸肉10g，山药20g，茯苓10g，白术10g，苎麻根30g，炙甘草6g。并予地屈孕酮10mg，每日2次。两周后经阴道超声：宫内早孕，可见胎心胎芽。嘱患者中药及地屈孕酮继服。孕2个月时停服保胎药物。

孕期随访，2016年9月顺产一男活婴，体健。

【按语】

该患者婚后久不受孕，既往卵泡监测提示有排卵延后及小卵泡排卵史，输卵管检查及男方精液常规未见明显异常，西医诊断应考虑为排卵障碍所致不孕症。求助于辅助生殖技术，移植2次未孕。后虽自然妊娠，但孕2个月时发生自然流产。2015年首诊前3个月，月经周期开始提前（24~25天一行），其后出现异常子宫出血，根据初诊时性激素结果及经阴道超声检查，考虑患者因排卵障碍而致异常子宫出血，故给予地屈孕酮以重建月经周期。停药后经期第二天复查基础性激素水平显示雌二醇水平升高，且超声下可见窦卵泡数目减少，提示患者卵巢储备功能减退。卵巢储备功能减退可致排卵障碍，也可引起黄体功能不足，故对反复着床失败的卵巢储备功能减退患者应重视排卵后黄体支持。

患者近3个月月经周期缩短，24~25天一行，伴腰膝酸软，畏寒，面部痤疮，心烦易怒，大便稀溏，舌质暗红，脉沉细弦。中医辨证为肾虚肝郁兼脾虚湿浊之证，故予补肾疏肝、祛湿化浊之中药。其中菟丝子、续断、杜仲、鹿角霜补肾固冲；

柴胡、当归、川芎疏肝理气，养血和血；茯苓、砂仁健脾和胃，与藿香、佩兰相配健脾化湿利浊。

患者二诊时，正值地屈孕酮停药后阴道出血之际，出现心中烦热、面部痤疮、大便黏腻不爽等症，脉沉细滑，结合舌脉辨证为肝肾阴虚兼有湿热之证。患者自IVF后每至经期即舌体疼痛，舌苔剥脱，考虑因大量应用控制性超促排卵药物，伤及阴精，经期阴血下行，阴精更显不足，阴不涵阳，虚火上炎，不能濡养舌体。故治以补肾益阴，清肝利湿。药用菟丝子、鹿角霜、续断补益肝肾；党参、麦冬、五味子为"生脉散"，益气滋阴；赤芍、白芍、牡丹皮、茯苓、白术、炒薏苡仁清热凉血，健脾利湿；柴胡疏肝理气，与升麻相配，乃借鉴李东垣之学术思想，"此二味苦平，味之薄者，阴中之阳，引清气上升也"。

经中药治疗后，患者月经正常来潮。患者有自然周期试孕要求，经复查患者子宫输卵管造影及男方精液常规均未见异常，遂嘱其进行卵泡监测，当月卵泡发育及子宫内膜状态均良好，适时安排同房，排卵后给予地屈孕酮黄体支持，中药治以补肾健脾，兼以清利湿热，以助固冲利胎之效。当月患者顺利受孕。孕后再次出现阴道流血、腰酸腹痛等先兆流产症状，故在详细交代病情、密切观察血HCG水平前提下，给予患者中西医结合保胎治疗，直至患者妊娠超过上次流产天数两周以上方停药。患者最终足月顺产一孩，结局令人满意。

三、卵巢低反应、2型糖尿病、辅助生殖技术治疗反复失败后自然妊娠案例

张某，女，34岁，初诊日期：2016年1月14日。

【病情摘要】

未避孕未孕2年，IVF失败3次。结婚5年，工具避孕3年，解除避孕后未避孕未孕2年。2015年10月因男方重度少弱精症行辅助生殖技术，拮抗剂方案超促排获卵1枚，未配成胚胎。同年11月自然周期取卵2枚，ICSI成胚2枚，移植2枚，生化妊娠。2015年12月自然周期取卵1枚，ICSI配成1枚胚胎，移植后失败。平素神疲乏力，气短懒动，腰酸，面色晦暗，口干不欲饮水，纳寐可，二便调，舌淡胖，苔腻略黄，脉沉细滑。

既往月经4~7/32~35天，经量中等，色红，质地黏稠，夹有血块，伴腰酸。LMP 2016年1月5日。

既往史：女方2型糖尿病病史3年，当前注射胰岛素降糖，血糖控制良好；亚临床甲状腺功能减退病史，服用优甲乐，甲状腺功能维持正常水平。丈夫2型糖尿病，服用二甲双胍与拜糖平降糖，血糖控制可。既往检查：性激素六项（D2）FSH/LH＞2；染色体检查示双方核型正常。

就诊当日双合诊检查未及明显异常；经阴道超声：子宫内膜6.5mm/A型，左卵巢内可见3~4个AFC，右卵巢内可见一15mm×12mm卵泡，另可见2~3个AFC。

【初步诊断】

西医诊断：反复种植失败；卵巢低反应；2型糖尿病；亚临床甲状腺功能减退；男方少弱精症（重度）。

中医诊断：不孕症（脾肾两虚，兼夹湿浊证）。

【首诊医嘱】

1.调整饮食生活习惯，增强运动。

2.查血清AMH水平，以明确卵巢储备功能。

3.男方内分泌科会诊，调整用药，控制血糖，并服用补肾利湿中药，以改善精液质量。

4.女方予中药治以补肾益精，健脾祛湿，处方：菟丝子30g，续断10g，补骨脂10g，淫羊藿15g，生黄芪20g，党参15g，山药20g，黄柏10g，藿香10g，佩兰10g，茯苓20g，苍术10g，炒薏苡仁30g。

【复诊经过】

2016年1月21日二诊：诉服药后，气短乏力等症状较前明显好转，仍觉口唇干燥，夜间偶有心悸，舌体胖大，舌质暗淡，苔薄黄，脉沉细。血清AMH 1.19ng/mL。中药治以补肾健脾，益气养阴，药用：菟丝子30g，续断10g，补骨脂10g，杜仲15g，生黄芪20g，党参15g，麦冬15g，五味子6g，黄柏6g，茯苓15g，炒白术10g，藿香10g，佩兰10g。

患者服中药1个月后自行停服，男方经过内分泌科及男科治疗后，复查精液分析：精子密度11×10^6/mL，PR 15.5%。3个月短方案超促排卵，获卵5枚，成胚3枚，3月24日鲜胚移植3枚，生化妊娠。

2016年4月14日复诊：月经4月11日来潮。诉经前1周腰膝酸痛，乳房胀痛，心烦，口中黏腻，口干，大便黏腻。舌淡胖，苔白腻，脉沉细滑。中药治以补肾填精，健脾化湿，药用：生黄芪30g，鹿角霜20g，杜仲10g，续断10g，茯苓20g，炒白术10g，山药30g，泽泻10g，炒薏苡仁30g，藿香10g，佩兰10g。

2016年5月30日复诊：LMP 5月13日，经阴道超声：子宫内膜7.6mm/A型，左卵巢内可见一18mm×15mm卵泡，另可见4~5个AFC；右卵巢可见3~4个AFC。指导同房，并嘱排卵后服用地屈孕酮10mg，每日2次；中医治以补肾健脾固冲，药用：菟丝子30g，续断10g，杜仲15g，桑寄生30g，生黄芪20g，黄柏10g，茯苓15g，炒白术10g，山药30g。

2016年6月16日复诊：停经35天，于外院查血β-HCG 300.13mIU/mL。继予地屈孕酮及固肾安胎中药，2周后经阴道超声：宫内早孕，可见胎芽及胎心管搏动。

随访：患者于2017年1月剖宫产一男婴，重3620g，身体健康。

【按语】

该患者因反复着床失败而就诊，3次取卵每次仅获卵1~2枚，后查血AMH水平为1.19ng/mL，提示卵巢储备功能不良，并伴有糖尿病及亚临床甲状腺功能减退，加之其丈夫患有糖尿病、重度少弱精症，故考虑多次着床失败的主要原因在于多种因素导致的胚胎质量低下。"两精相搏，合而成形"，精子和卵子质量对于胚胎发育和着床同等重要，故建议夫妇双方同时治疗。因两人均患糖尿病，故嘱两人调整饮食生活习惯，增强运动。

女方平素神疲乏力，气短懒动，腰酸，面色晦暗，口干不欲饮水，纳寐可，二便调，舌淡胖，苔腻略黄，脉沉细滑，属脾肾两虚，兼夹湿浊证。先天之精与后天之精均匮乏不充，则精血无以成胎，或胎成易堕，故中药治疗以补肾益精、健脾祛湿为总法则，并适当辅以益气滋阴之法，使精血充盛，阴阳平衡。该患者服药1个月后，自行停药再次行IVF，超促排后获卵5枚，成胚3枚，分别为7细胞Ⅰ级2枚、8细胞Ⅰ级1枚，优于以往取卵结果，但移植后再次生化妊娠。其后，该患者夫妇继续中药治疗，3个月后成功自然妊娠。

中药调经促孕治疗，往往需要足够疗程，方能显效。根据以往治疗经验，对于反复试管移植失败的患者，一般建议患者至少服用2~3个月经周期的中药，再进入试管周期。取卵移植过程中，无须停服中药，应根据试管周期的不同阶段，配合中药治疗，比如超促排时予补肾益气滋阴药物，移植后予固肾调冲，以提高胚胎种植率。

四、卵巢储备功能减退、辅助生殖技术治疗反复失败后自然妊娠案例

王某，女，39岁，初诊日期：2012年1月7日。

【病情摘要】

再婚后未避孕未孕4年，IUI失败3次，IVF失败4次。患者性生活史19年，与前夫婚姻内人工流产1次，顺产一女体健。2008年再婚，性生活正常，未避孕未再孕4年。2010年于外院予克罗米芬及注射用尿促性素诱导排卵，并行宫腔内人工授精3次，有排卵未孕。2011年行IVF-ET，长方案超促排取卵5枚，成胚3枚，分2次移植未孕；再次短方案超促排取卵3枚，成胚2枚，鲜胚移植后失败；后自然周期取卵1枚，配成后鲜胚移植失败。平素时觉腰酸乏力，性情急躁易怒，纳差，舌暗红，苔薄白，脉沉细弦。

既往月经规律，30余天一行，量色质正常。近4年月经逐渐稀发量少，3~6个月一行。既往检查：性激素六项（D2）FSH/LH＞2；子宫输卵管造影提示双侧输卵管通畅；双方染色体检查：男女双方核型均正常；男方精液正常。LMP 2011年12月19日，孕2产1。

就诊当日妇科双合诊检查未发现异常，经阴道超声：子宫内膜厚7mm，右卵巢内可见2~3个AFC，左卵巢内可见4~5个AFC。

【初步诊断】

西医诊断：继发性不孕症；卵巢储备功能减退；反复种植失败。

中医诊断：不孕症，月经后期（肾虚肝郁证）。

【首诊医嘱】

1.月经来潮后复查女性激素水平。

2.中药治以补益肝肾，行气活血，药用：菟丝子30g，枸杞子10g，鹿角霜20g，杜仲10g，熟地黄15g，山萸肉10g，山药15g，牡丹皮10g，茯苓10g，柴胡10g，当归10g，丹参15g。

【复诊经过】

2012年1月20日二诊：LMP 2012年1月17日，量少，色暗。诉服药后腰酸乏力减轻，仍感心烦不宁，眠差多梦，大便不成形，舌质暗，脉沉细滑。复查女性激素六项（D4）：FSH 6.47mIU/mL，LH 1.84mIU/mL，E_2 12pg/mL↓，T 0.99ng/dL，P 0.45ng/mL，PRL 10.33ng/mL。经阴道超声：子宫内膜厚4.1mm，左卵巢内可见2~3个AFC，右卵巢内可见2个AFC。中药治以补肾益气，宁心安神。药用：菟丝子30g，鹿角霜20g，杜仲10g，山萸肉10g，山药20g，党参15g，麦冬15g，五味子5g，当归10g，茯苓15g，炒白术10g，炒酸枣仁15g，炙甘草6g。后再次复诊，述心烦不宁、眠差多梦等症状明显好转，大便成形，遂嘱中药继续服用。

2012年3月5日复诊：患者述月经近50天仍未来潮，自测尿妊娠试验阴性，故予地屈孕酮引经调周。2012年4月2日月经来潮后复诊，建议其再次行IVF，患者拒绝。继予补肾调冲中药治疗，并于当月监测卵泡。

2012年5月5日（月经周期第33天）返诊：经阴道超声示

子宫内膜7.0mm/A型，右卵巢内有一19mm×19mm大小卵泡。予人绒毛膜促性腺激素8000U肌注，并指导同房。

2012年5月15日复诊：患者自测尿妊娠试验阳性，查血HCG 96.52mIU/mL，P 9.5ng/mL，1周后复查血HCG下降，提示生化妊娠，后月经来潮。

患者要求继续予中药调经促孕，坚持服用中药近半年，月经40~50天一行，量较前明显增多。

2012年10月25日复诊：停经41天，自测尿妊娠试验阳性，查血β-HCG 2543.23mIU/mL，P 26ng/mL。经阴道超声：宫内早孕（相当于6周4天），可见胎心胎芽。后随访足月顺产一男孩。

【按语】

该案例中，患者年龄39岁，月经稀发，FSH水平增高，LH水平降低，双侧卵巢内窦卵泡数较少，故考虑为卵巢储备功能减退合并排卵障碍。IVF分别用长方案、短方案超促排，获卵数均较少，后自然周期取卵移植再次失败，可见卵巢储备功能减退确系辅助生殖技术的瓶颈问题。该患者平素时觉腰酸乏力，性情急躁易怒，纳差，舌暗红，苔薄白，脉沉细弦。中医辨证为肾虚肝郁，中药始终以补益肝肾、行气活血为大法，并根据月经周期特点，加以辨证施治，后患者月经逐渐趋于正常，经历一次生化妊娠后，最终得以成功受孕。该患者对治疗的坚持不懈以及对医生的充分信任与配合也是其妊娠的重要因素。

第十一章　子宫内膜异位症

一、双侧卵巢巧克力囊肿剥除术后复发、反复种植失败后自然妊娠案例

林某，女，30岁，初诊日期：2019年3月8日。

【病情摘要】

双侧卵巢巧克力囊肿剥除术后复发，IVF失败3次。患者分别于2013年及2017年行双侧巧克力囊肿剥除术，术后未避孕未获妊娠，超声检查提示双侧卵巢巧克力囊肿复发，遂于2018年行辅助生殖技术，拮抗剂方案取卵14枚，成胚8枚（包含4枚冻胚，4枚囊胚），2018年及2019年共行冻胚移植3次均失败，现余囊胚2枚。平素腰酸乏力，畏寒，烦躁易怒，口干咽燥，有时口苦，喉中有痰，白带清稀如水样，有时发黄，偶伴外阴瘙痒，大便或干或黏腻不爽。舌紫暗苔白腻，脉沉细弦。LMP 2019年3月1日，前两天月经量正常，后期阴道点滴出血至今。

既往有甲状腺功能亢进史，现已规律服用丙硫氧嘧啶10年，甲状腺功能正常。

既往月经7/35天，量中，色红，有血块，受凉后痛经严重，伴肛门坠胀感，经前易感冒，经期盗汗明显，经后少腹绵绵隐痛。

既往检查：性激素六项示FSH 6.48mIU/mL，LH 2.79mIU/mL，

E₂32.9pg/mL，P 0.23ng/mL；AMH 3.72ng/mL；TSH 2.077μIU/mL；输卵管造影显示双侧通畅；双方染色体、男方精液常规检查未见异常。

就诊当日经阴道超声报告：子宫大小正常，内膜14.8mm/C型，左卵巢多囊样改变，其内见一18mm×13mm囊性回声；右卵巢内可见3个密集点状低回声区，大小分别为63mm×62mm×49mm、29mm×24mm×23mm、27mm×30mm×20mm。

【初步诊断】

西医诊断：巧克力囊肿剥除术后复发；反复种植失败；甲状腺功能亢进史。

中医诊断：不孕症；癥瘕（肾虚肝郁，痰湿瘀互结）。

【首诊医嘱】

1.调畅情志，规律运动，禁食辛辣刺激、寒凉食品。

2.中药治以补肾疏肝，活血化瘀，软坚散结，处方：生黄芪15g，续断10g，杜仲10g，柴胡10g，夏枯草15g，丹参15g，炒蒲黄10g，五灵脂10g，赤芍10g，牡丹皮10g，生地黄10g，桃仁10g，麸炒枳壳10g，生牡蛎30g，桔梗10g。

【复诊经过】

2019年3月16日二诊：述服药后心慌、心率加快、口干口苦，眠差、大便不成形，每日2~3次，舌紫暗苔白腻，脉沉细滑数。中药改为益气养阴，温阳通脉，兼以化瘀散结。方药：生黄芪10g，桂枝10g，牡丹皮10g，赤芍10g，当归10g，龟甲15g，鳖甲20g，续断10g，杜仲10g，茯苓10g，炒白术20g，炒薏苡仁20g，夏枯草15g，酸枣仁15g。

2019年3月23日三诊：述服上方后仍觉心慌，口燥咽干，心烦，大便不成形，睡眠好转，舌紫暗苔白，脉沉细弦。中药治以益气养阴安神，兼以补肾健脾，疏肝清热。方药：党参15g，麦冬15g，五味子3g，茯苓10g，炒白术15g，山药20g，杜仲10g，续断10g，藿香10g，酸枣仁20g，桑叶10g，芦根10g，陈皮10g，炙甘草10g。

2019年4月1日复诊：述服药后心慌心悸缓解，大便已成形，每日1次，睡眠较前改善，清稀白带量较前减少。于3月20日外院行宫腔镜检查及诊刮术，现阴道持续有少量褐色分泌物，故上方去山药、陈皮，加益母草10g，生蒲黄10g，茜草15g，海螵蛸15g。

2019年4月17日复诊：LMP 2019年4月10日。患者诉此次月经比以往量偏多，血块多，自觉行经较前畅快，6天净，无明显腹痛，继续予3月23日中药方剂。

2019年6月15日复诊：患者于2019年5月28日外院行宫腔镜下子宫内膜息肉切除术，术后持续阴道少量出血至今，乏力，盗汗，睡眠差，小腹发凉，受凉后有水样白带，予中药：生黄芪10g，女贞子15g，墨旱莲10g，仙鹤草30g，棕榈炭10g，茯苓15g，炒白术10g，炒薏苡仁15g，藿香5g，杜仲10g，续断10g，酸枣仁10g，炙甘草6g。

2019年6月21日复诊：患者诉阴道出血已止，盗汗消失，睡眠与小腹不适感均有改善，遂继以3月23日方剂加减用药3个月余。

2019年10月19日复诊：患者于9月移植2枚囊胚（激素替代周期）失败，移植后患者出现大便不成形，口干口苦，纳差，食后嗳气频频，伴小腹下坠感。予中药：生黄芪10g，麦冬15g，五味子5g，茯苓10g，炒白术10g，炒薏苡仁15g，杜仲10g，续断10g，紫苏梗10g，藿香10g，砂仁6g，酸枣仁20g，炙甘草6g。其后以该方加减服用1个月。

2019年11月18日复诊：LMP 2019年10月15日，因月经超期未至，查尿妊娠试验阳性，当日血HCG 617.25mIU/mL。予中药以固肾安胎：菟丝子20g，杜仲10g，续断10g，生黄芪10g，麦冬15g，茯苓10g，炒白术10g，苎麻根10g，山药20g，砂仁6g，炙甘草6g。并给予地屈孕酮保胎。

2019年11月25日复诊：患者无明显原因于昨晚突然出现阴道流血量偏多，略少于月经量，色红，伴腰痛，无腹痛，现流血量仍较多，要求住院保胎。当日查血HCG翻倍情况良好，孕酮17.8ng/mL。嘱其绝对卧床，继续予地屈孕酮，给以中药：菟丝子30g，杜仲10g，续断10g，桑寄生15g，阿胶10g，生黄芪15g，炒白术10g，山药20g，女贞子10g，旱莲草20g，醋椿皮10g，棕榈炭10g，苎麻根30g，砂仁6g，炙甘草6g。服药2日后阴道流血量明显减少，活动后偶见少量暗红色流血。孕45天时，阴道流血已消失1周，查B超见宫内胎囊，可见卵黄囊及胎芽；2周后复查B超胎儿发育正常，随停服中药及地屈孕酮。

孕12周时NT检查正常。

【按语】

该案例中，患者有多年子宫内膜异位病史，且历经两次手术，子宫内膜异位囊肿再次复发，说明患者正气虚弱，气虚无力推动血行，水湿运化失职，导致瘀血痰湿内生，痰湿瘀互结，故而囊肿复发。该患者病机复杂，本虚之证既有肾阳亏虚，又兼气阴两虚；标实既有肝郁气滞，郁而化热，又有痰湿瘀互结。初诊时，笔者使用了攻补兼施之法，即补肾疏肝，活血化瘀，软坚散结，结果患者出现了心慌、口干口苦，眠差、大便不成形等症状，考虑是患者体虚，不耐活血之力，而补阳药物又致虚火亢盛，阴不敛阳。二诊将治法改为益气养阴，温阳通脉，兼以化瘀散结，减少活血之药，增加滋阴潜阳之品，但患者上述症状仍无明显改善。

三诊遂改变治疗思路，治以益气养阴安神，兼以补肾健脾，疏肝清热，而全无活血之品，患者上述症状则明显改善。后一直采取以补为通的原则，即益气则血行，温阳则湿化，正气回复，痰湿血瘀自不再生；胞宫胞脉得养，则自能摄精成孕。

二、子宫腺肌症、卵巢储备功能减退、左侧输卵管积水、巧克力囊肿剥除术后案例

宋某，女，30岁，初诊日期：2018年7月23日。

【病情摘要】

结婚4年，性生活正常，未避孕未孕。2015年2月行腹腔镜下双卵巢巧克力囊肿剥除术，术后予曲普瑞林4个月，停药后未避孕仍未孕。遂行IVF-ET，2018年6月自然周期取卵1枚，未配成；7月自然周期取卵失败；取卵前后服用维生素C、DHEA及辅酶Q10近1年。平素腰膝酸软，畏寒肢冷，尿频，大便溏，舌淡暗胖，苔白，脉沉细。

既往月经7/28~30天，量中，色暗，有血块，痛经。LMP 2018年7月19日。

既往检查：经阴道超声提示子宫腺肌症；左侧巧囊复发待查，左侧输卵管积水待查。性激素（D2）示FSH 24.52mIU/mL，AMH 0.07ng/mL。输卵管造影：子宫形态正常，右侧输卵管阻

塞，左侧输卵管远端粘连；男方精液检查、夫妇双方染色体检查正常。

就诊当日双合诊检查提示左附件区增厚，轻压痛；阴道分泌物未见异常；经阴道超声：子宫内膜4mm/B~C型，肌壁间可见数个不均质回声团，右卵巢内见1~2个窦卵泡，左卵巢内可见一囊性回声，大小20mm×17mm，另见1~2个窦卵泡。

【初步诊断】

西医诊断：原发性不孕症；卵巢储备功能减退；子宫腺肌症；左侧输卵管积水待查；巧克力囊肿剥除术后。

中医诊断：不孕症；癥瘕（脾肾阳虚，湿瘀互结证）。

【首诊医嘱】

1. 调适生活方式，畅情志，适当增加运动。

2. 中药治以温肾健脾、祛湿化瘀，药用：生黄芪20g，淫羊藿15g，续断10g，杜仲10g，茯苓15g，炒白术10g，炒薏苡仁20g，藿香10g，当归12g，川芎10g，黄柏5g。并给予桂枝茯苓丸早晚各5丸，以汤药送服。

3. 辅以针刺疗法以补肾健脾温督，取穴下脘、关元、气海、中极、双侧天枢、双侧子宫穴、双侧卵巢穴、双侧足三里、双侧三阴交、双侧太冲，得气为度，留针30分钟，3~4次/周。

【复诊经过】

2018年8月5日二诊：述腰膝酸软、畏寒肢冷、尿频等症状仍明显，大便好转，略成形。中药上方去淫羊藿、黄柏，加覆盆子15g，金樱子15g，益智仁10g，鳖甲20g；桂枝茯苓丸继服，并配合针刺治疗同前。

2018年8月25日三诊：服药后腰膝酸软、畏寒肢冷等症状改善，小便次数明显减少，大便成形，月经于8月20日来潮，痛经缓解；中药继以上方服用。

2018年10月23日复诊：LMP 10月21日，本周期拟行微刺激方案超促排卵，中药治以滋肾益阴、补气养血，以促进卵泡发育，药用：生黄芪20g，菟丝子20g，鹿角片10g，巴戟天10g，枸杞子10g，山药20g，黄精10g，石斛20g，制首乌15g，茯苓10g，炒白术10g，陈皮10g，木香6g，炙甘草6g。

2018年11月2日复诊：10月31日取卵2枚，成胚2枚，今日移植2枚。诉腰酸乏力，大便黏而不成形，舌淡胖，苔薄，脉沉细滑。中药治以补肾健脾，益气固冲，药用：生黄芪30g，菟丝子20g，续断10g，杜仲15g，桑寄生15g，麦冬20g，阿胶珠10g，藿香10g，茯苓10g，炒白术10g，砂仁6g，黄柏5g，炙甘草6g。

2018年11月17日复诊：移植后15天，查血 β–HCG ＞ 1500mIU/mL，中药继续予补肾健脾，固冲安胎，持续服药至孕2个月。后随访顺产一健康婴儿。

【按语】

该患者为子宫内膜异位症合并卵巢储备功能减退。患者素体肾阳虚弱，因巧克力囊肿术后伤肾中精气，脾虚失健，水湿泛溢，寒湿内停，气机阻滞，成痰瘀互结之势，不能启动氤氲乐育之气而致不孕。中药汤剂治以补肾健脾，调补冲任。待进入备孕周期，根据女性"肾-天癸-冲任-胞宫轴"的生理特点，配合患者取卵移植周期，在卵泡期予中药益肾填精、收敛固涩；排卵后黄体期予中药固肾安胎；又针对不同兼证及临床症状，予以加减化裁。处方围绕"肾虚、冲任失调"为病之根本，总领益肾、调冲任之治法，兼顾肝、脾、肾三脏，平

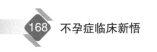

衡阴阳，个体化调节患者体质及身心状态。

三、子宫腺肌病合并左侧输卵管异位妊娠案例

宁某，女，32岁，初诊日期：2018年12月22日。

【病情摘要】

异位妊娠后未避孕未再孕3年余。结婚4年余，性生活规律。2015年8月因左侧输卵管异位妊娠于外院行左侧输卵管切除术。术后患者未避孕未再孕，并于术后出现经行腹痛，呈进行性加重，外院经阴道超声结果：肌壁回声粗糙，后壁增厚，考虑子宫腺肌病。曾行诱导排卵6个周期均未孕。患者形体肥胖，嗜食肥甘厚味，畏寒，身困重，性情急躁易怒，时有口腔溃疡，大便黏腻，舌紫暗，有瘀斑，苔白腻，脉沉弦滑。

平素月经规律，7/30~35天，量少，色暗，血块较多，经期第1~3天小腹痛甚，得温痛减，块下痛缓。LMP 2018年12月13日。

既往检查：糖耐量及胰岛素释放试验提示胰岛素抵抗，服用二甲双胍至今。子宫输卵管造影（2017年）结果：右侧输卵管排出通畅，左侧峡部梗阻。男方精液常规检查未见异常。

就诊当日女方体格检查：身高1.61m，体重73kg，BMI 28.16。双合诊检查：子宫增大质较硬，后穹隆扪及一触痛性结节，双附件未及异常。经阴道超声：子宫内膜线前移，肌壁回声粗糙不均匀，后壁略增厚，双侧卵巢内各见7~8个窦卵泡。

【初步诊断】

西医诊断：继发性不孕症；子宫腺肌病；左侧输卵管异位妊娠史。

中医诊断：继发性不孕症；痛经（脾肾阳虚兼肝郁，痰瘀互结证）。

【首诊医嘱】

1.调整生活方式：饮食忌生冷油腻之品，增加运动以减重。

2.中药治以温阳化湿、行气活血祛瘀，药用：生黄芪20g，鹿角霜20g，续断10g，杜仲10g，茯苓20g，藿香10g，苍术10g，法半夏10g，炒薏苡仁20g，香附15g，当归20g，川芎10g，生山楂20g，牛膝15g，黄柏5g。

3.桂枝茯苓丸，5粒，每日2次，中药汤剂送服。

4.配合针灸治疗（取穴：中脘、下脘、带脉、中极、关元、气海、天枢、子宫穴、卵巢穴、内关、血海、足三里、阴陵泉、三阴交），每周2~3次。

【复诊经过】

2019年1月3日二诊：述服药后口苦，口舌生疮，面部痤疮，心烦，大便黏腻不爽，舌暗红，有瘀斑，苔黄腻，脉沉弦滑。中药治以清肝利湿、补肾活血，药用：柴胡10g，香附15g，黄连3g，黄芩5g，赤芍10g，鹿角霜20g，续断10g，杜仲10g，茯苓15g，藿香10g，苍术10g，车前子10g，炒薏苡仁20g，当归20g，川芎10g，生山楂20g，牛膝15g。桂枝茯苓丸继服。

2019年1月11日三诊：述服药后口苦、口舌生疮、面部痤疮、心烦、口腔溃疡等症状减轻，大便成形，舌暗，有瘀斑，苔薄，脉沉细弦。考虑患者处于经前期，中药治以温经活血、化瘀止痛，予少腹逐瘀汤加减：桂枝15g，小茴香10g，赤芍10g，续断10g，杜仲10g，当归20g，川芎10g，藿香

10g，生蒲黄10g，五灵脂10g，延胡索15g，香附15g，牛膝15g。

2019年1月25日复诊：LMP 2019年1月15日，痛经较前明显缓解，血块减少，经后觉神疲乏力，腰酸怕冷，大便略不成形，舌质暗，苔薄，脉沉细滑。中药治以温肾健脾、理气化湿，药用：生黄芪20g，鹿角霜20g，续断10g，杜仲10g，茯苓15g，藿香10g，炒白术10g，炒薏苡仁20g，山药20g，香附10g，桑叶10g，苏梗15g，黄柏6g。

上方联合桂枝茯苓丸连续服用月余，经期改为少腹逐瘀汤加减，并坚持针刺治疗。患者两个月内减重5kg，痛经明显减轻，未述其他不适症状。

2019年4月30日复诊：LMP 2019年3月20日，停经41天，自测尿妊娠试验阳性，测血HCG 4319mIU/mL，P 35.48ng/mL。自觉腰酸乏力，小腹胀痛，无阴道出血，舌淡暗，苔白，脉沉细滑。中药治以补肾健脾、固冲安胎，处方：生黄芪20g，菟丝子30g，杜仲15g，续断10g，桑寄生15g，女贞子20g，炒白术10g，茯苓10g，山药20g，藿香5g，炙甘草6g。并予地屈孕酮联合保胎，直至孕8周。

后孕期随访至2019年11月，孕8个月余，胎儿发育正常。

【按语】

该患者辨证当属脾肾阳虚兼肝郁，痰瘀互结证。治疗予以温阳化湿、行气活血祛瘀，使胞脉通畅，胞宫得以温煦濡养，至三诊之时诸症缓解，此时更注重先天之本的调养。针刺取脐周八穴。脐周八穴是以肚脐为中心、以任脉为纵轴、以带脉为横轴的类圆形组穴，八穴配合，可起到通调水道、健脾除湿、调补冲任、理气和血、调经助孕的功效。过程中持续服用桂枝茯苓丸，经期换少腹逐瘀汤，排除体内陈旧湿浊痰瘀，患者两个月内减重5kg，痛经明显减轻，而后自然妊娠。

四、左卵巢巧克力囊肿剥除术后、IVF失败3次案例

张某，女，35岁，初诊日期：2018年4月9日。

【病情摘要】

左卵巢巧克力囊肿剥除术后，IVF失败3次。结婚11年，未避孕未孕11年。2012年因"左侧卵巢囊肿""子宫不全纵隔"在宫腹腔镜联合下行左卵巢子宫内膜异位囊肿剔除术+子宫纵隔切除术，术后1年余仍未妊娠，遂于2014年行IVF-ET，超促排卵取卵11枚，成胚5枚，分两次移植，均于孕50$^+$天自然流产行清宫术。2015年再次取卵9枚，成胚5枚，于2017年冻胚移植2枚未孕，余冻胚3枚。患者平素畏寒肢冷，腰酸，形体肥胖（BMI 26.89），大便溏，舌淡暗，边有瘀点，脉沉细涩。

既往月经规律，7/28~35天，量偏少，色暗且有血块，轻微痛经，经前潮热盗汗。LMP 2018年3月22日。

既往检查：子宫输卵管造影示子宫形态正常，右侧输卵管通畅，左侧输卵管梗阻；男方精液常规检查正常。

就诊当日双合诊检查：左附件区增厚，轻压痛。经阴道超声：子宫大小正常，内膜8.3mm/B型，血流Ⅰ级，右卵巢可见7~8个窦卵泡，左卵巢内可见一囊性回声，大小18mm×15mm，另可见3~4个窦卵泡。

【初步诊断】

西医诊断：不孕症；左侧输卵管梗阻；巧克力囊肿剥除术后；胚胎移植后自然流产2次；子宫纵隔切除术后。

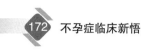

中医诊断：不孕症（寒湿瘀结证）。

【首诊医嘱】

1.调适饮食生活方式，规律运动，减重。

2.中药治以温阳益气、祛寒除湿，方用温阳化浊方加减：生黄芪20g，菟丝子30g，鹿角霜20g，补骨脂10g，续断10g，杜仲10g，麦冬20g，五味子6g，茯苓15g，炒白术10g，炒薏苡仁20g，白扁豆20g，黄柏5g，山药30g。

【复诊经过】

2018年4月25日二诊：LMP 2018年4月18日，诉此次月经量较前增多，色暗仍有血块，无小腹坠痛，经前潮热盗汗症状减轻，经前胃痛，大便不成形，经净后乏力，舌脉同前。中药上方去白扁豆，麦冬减为10g，加藿香10g，芡实20g，陈皮10g。

2018年4月28日三诊：经阴道超声示子宫内膜3.5mm/B型，血流Ⅰ级。既往移植前内膜菲薄、血流差。建议本周期予丹红注射液宫腔灌注2次，隔日1次，以改善子宫内膜血流。患者知情同意后，分别于28日及30日宫腔灌注丹红注射液10mL，患者术后无明显不适。术后2天同房，中药汤剂继服。

2018年5月19日复诊：停经31天，自觉小腹坠痛，腰酸，无阴道流血，大便不成形，舌淡暗，苔薄，脉沉细滑。查血HCG 325IU/L，P 68.33nmol/L，予地屈孕酮10mg，每日2次；低分子肝素钠每日1支，皮下注射；中药治以温肾健脾，固冲安胎，药用：生黄芪20g，菟丝子30g，续断片10g，桑寄生30g，杜仲10g，茯苓15g，炒白术10g，苎麻根30g，山药20g，黄芩6g，紫苏梗10g，当归6g，阿胶珠10g，炙甘草6g。

2018年5月27日复诊：孕38天，述近3天阴道出现少量咖啡色分泌物，伴腰酸，无腹痛，查HCG 5200IU/L。中药于上方去茯苓、当归、苏梗，加棕榈炭10g，旱莲草20g。继予地屈孕酮及低分子肝素钠，剂量同前。3天后阴道出血消失，一周后查B超：宫内早孕，可见胎芽胎心。保胎至孕3个月NT检查后停药。

孕期随访，患者足月产一健康婴儿，体健。

【按语】

针对本例患者的情况，除了中医辨证论治，还同时运用中药宫腔灌注以改善内膜状态：丹红注射液由丹参、红花组成，丹参味苦性微寒，红花味辛性温，两药相辅，具有活血化瘀、通脉舒络作用。丹红注射液于2002年获得上市许可，是目前临床上使用较多的中药注射剂之一。现代研究发现，丹红注射液可改善血液流变性和凝血功能，提高血细胞的变形能力和携氧能力，改善血流速度，改善组织血液循环，同时可扩张血管，降低血管外周阻力，降低血液黏稠度，抑制炎症及氧化应激反应；另具有促血管新生，保护血管内皮等作用。而动物毒理研究发现，丹红注射液对小鼠、犬等无明显毒副作用及遗传毒性，上市后安全性再评价研究显示其不良反应属偶见不良反应。女子以血为本，各种原因导致的瘀血阻滞胞宫冲任会影响摄精受孕，子宫内膜的正常发育更离不开气血的运行通畅和血液的充足滋养，丹参、红花二药养血活血，在查询文献中我们发现已有病例报道宫腔灌注丹参注射液可改善子宫内膜容受性及妊娠结局。本例患者在充分知情同意的基础上同意此方法治疗，并成功得以妊娠。目前宫腔灌注丹红注射液是否能够有效改善子宫内膜容受性是目前需要探索的一个新方向，尚且有待于更多更高质量的研究结果验证，并且进一步阐明其机制，从而指导临床。

第十二章　盆腔炎性疾病

一、盆腔炎性疾病、IVF失败4次案例

刘某，女，28岁，初诊日期：2013年3月28日。

【病情摘要】

未避孕未孕3年余，月经稀发史，IVF失败4次。结婚3年余，性生活正常，未避孕未孕，曾在外院多次行诱导排卵治疗，有优势卵泡排出，均未孕。2011年子宫输卵管造影结果：左侧输卵管峡部梗阻，右侧输卵管通并远端周围组织轻度粘连。2011年9月因排卵障碍及输卵管因素行辅助生殖技术，短方案超促排卵取卵8枚，成胚6枚，分2次移植均未孕，剩余2枚胚胎解冻失败。2012年7月再次短方案超促排卵取卵10枚，配成6枚，分2次移植均未孕，现余2枚冻胚。患者平素畏寒，乏力，腹胀纳差，多梦，大便黏腻不爽，舌淡胖，苔白腻，脉沉弦滑。

既往月经后期5~6天/30~45天，经前及经期腰酸腹坠，心烦易怒，乳房胀痛。

LMP：2013年3月15日。

既往检查：性激素六项、子宫内膜活检、宫腔镜检查、双方染色体检查及男方精液检查参数均未见异常。

就诊当日双合诊检查：左侧附件区增厚，轻压痛，余未及异常。经阴道超声：子宫内膜6mm/C型，左卵巢35mm×

20mm，内可见7~8个窦卵泡，右卵巢40mm×20mm，内可见一17mm×13mm小囊，另可见8~9个窦卵泡。

【初步诊断】

西医诊断：原发性不孕症；月经稀发；左侧输卵管梗阻；反复种植失败。

中医诊断：不孕症；月经后期（肾虚肝郁，兼脾虚湿浊证）。

【首诊医嘱】

1.调畅情志，增加运动。

2.中药治以补肾疏肝、健脾化浊，处方：生黄芪20g，菟丝子30g，鹿角霜20g，当归10g，川芎10g，柴胡10g，茯苓15g，白术10g，青蒿10g，鳖甲20g，牡丹皮10g，郁金10g，藿香10g，佩兰10g。

【复诊经过】

2013年4月13日二诊：述服上药后心烦易怒、乏力、腹胀、大便黏腻等症状好转，仍纳呆，多梦，醒后仍觉困乏。调整中药处方：生黄芪20g，菟丝子30g，鹿角霜20g，柴胡15g，茯苓15g，白术10g，当归10g，藿香10g，炒薏苡仁20g，鳖甲20g，鸡内金15g，陈皮20g，酸枣仁20g。

2013年5月2日三诊：诉服药后纳食及睡眠好转，月经仍未来潮。经阴道超声：子宫内膜6mm/C型，双侧卵巢内均未见优势卵泡。给予黄体酮胶囊100mg，每日2次，连续服用10天；中药治以温阳活血，处方：生黄芪20g，续断10g，杜仲10，当归10g，川芎10g，柴胡10g，茯苓15g，白术10g，藿香10g，益母草15g，泽兰20g，牛膝15g。

患者5月15日月经来潮，6月初移植冻胚2枚（激素替代周期）未孕。最后一次移植失败后，1年余未再来就诊。

2014年11月15日再次复诊：2014年6月在外院行腹腔镜下双侧输卵管导丝疏通术+盆腔粘连分解术+美兰通液术，术中见双侧输卵管远端与周围组织粘连，导丝疏通后美兰液自双侧输卵管伞端流出，术后未避孕未孕。近1年来月经40余天一行。自觉畏寒、腹胀纳差、大便情况等均较前明显好转。患者当前要求诱导排卵试孕，予克罗米芬诱导排卵2个周期，双侧卵巢均有排卵，未孕。

2015年2月13日复诊：LMP 2015年1月31日。因诱导排卵2个周期未孕，复查子宫输卵管造影（HSG），结果：左侧输卵管峡部梗阻，右侧输卵管通并远端轻度粘连。造影后予中药灌肠+腹部微波治疗以清热化湿，活血通络散结，灌肠药处方：败酱草30g，丹参15g，牡丹皮10g，桂枝15g，九香虫10g，路路通10g，生薏苡仁15g，半枝莲15g，土茯苓10g，皂角刺10g，醋乳香5g，猫爪草15g。

2015年3月18日复诊：LMP 2015年3月17日，本周期诱导排卵，予来曲唑每日1片，连续5天，配合中药补肾调冲。于月经第11天查阴道超声：子宫内膜10mm/A型，右卵巢内可见一21mm×15mm卵泡。当日给予人绒毛膜促性腺激素6000U肌注，指导同房，排卵后给予地屈孕酮黄体支持。

2015年4月18日复诊：停经32天，自觉小腹坠胀不适，伴腰酸，无阴道出血。查血β-HCG 2779mIU/mL，P 44.7ng/mL，予地屈孕酮10mg，每日2次；配合中药固肾安胎，处方：生黄芪20g，菟丝子30g，续断10g，桑寄生15g，杜仲10g，女贞子20g，茯苓10g，炒白术10g，苎麻根30g，山药20g，黄芩10g，陈皮10g，紫苏梗10g。

2015年5月7日复诊：停经51天，阴道少量褐色分泌物3天，偶有小腹坠胀。经阴道超声：宫腔内可见一大小27mm×26mm的胎囊，胎芽长约11mm，可见胎心管搏动。继予上方中药固肾安胎及口服地屈孕酮保胎治疗，直至阴道出血消失后2周。

孕期随访，2015年12月16日剖宫产一女婴，体健。

【按语】

患者曾经诱导排卵治疗多次而未孕，行IVF移植后反复着床失败，输卵管检查：左侧输卵管峡部梗阻，右侧输卵管通并远端周围组织轻度粘连。首诊检查双合诊附件区有增厚压痛体征，提示存在盆腔炎性疾病后遗症，盆腔慢性炎性环境可能会影响宫腔着床环境。患者既往月经后期，5~6天/30~45天，经前及经期腰酸腹坠，心烦易怒，乳房胀痛。平素畏寒，乏力，腹胀纳差，多梦，大便黏腻不爽，舌淡胖，苔白腻，脉沉弦滑。中医辨证属肾虚肝郁，兼脾虚湿浊证，中药治以补肾疏肝、健脾化浊。经过2个月中药辨证治疗后，尽管患者临床症状缓解，然"冰冻三尺非一日之寒"，再次解冻移植失败。患者转而行腹腔镜下输卵管再通术及盆腔粘连分解术，术后半年余复查HSG提示左侧输卵管仍梗阻，右侧输卵管远端有轻度粘连，故又转而寻求中医手段以助疏通管道。遂给予其中药灌肠理疗等外治法改善右侧输卵管功能，活血化瘀、清热利湿的中药可改善输卵管的炎性病灶，减轻粘连结构，修复增生的结缔组织，疏通输卵管管腔，恢复输卵管运送卵子和受精卵的生理功能，并能改善子宫内膜的容受性，为患者的成功受孕提供了条件；同时配合口服中药疏肝健脾，益肾化浊。经过一段时间调治后，再次诱导排卵后，正值右侧卵巢内出现优势卵泡，

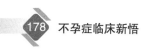

顺势利导，指导同房后成功受孕。

二、左侧输卵管间质部梗阻、子宫内膜炎、IVF失败3次案例

王某，女，32岁，初诊日期：2018年9月11日。

【病情摘要】

未避孕未孕2年，IVF失败3次。结婚4年，性生活规律，解除工具避孕后未孕2年。2017年子宫输卵管造影检查：左侧输卵管间质部阻塞，右侧输卵管通而不畅，远端轻度粘连。男方精液检查正常。2017年11月因"输卵管因素"行IVF-ET，长方案超促排取卵7枚，成胚4枚，鲜胚移植2枚未孕，2018年5月及8月分别冻胚移植1枚，未孕。患者平素时觉两侧少腹胀痛，腰骶部酸痛，劳累及经期前后加重；白带量多，色黄，质稠，偶有外阴瘙痒，大便质黏，舌暗红，苔黄略腻，脉细滑。

既往月经5~6/27天，量中，色暗红，有血块，痛经。LMP 2018年8月30日。

就诊当日双合诊检查：阴道分泌物量多，色黄，质稠，有腥臭味，左附件区触及增厚，伴压痛。分泌物检查提示细菌性阴道病。经阴道超声：子宫大小正常，内膜10mm/A型，左卵巢内可见7~8个AFC，最大卵泡18mm×15mm，右卵巢内可见8~9个AFC。

【初步诊断】

西医诊断：原发性不孕症（输卵管因素）；盆腔炎性疾病后遗症；IVF失败3次。

中医诊断：不孕症；带下病（湿热瘀结证）。

【首诊医嘱】

1.生活方式调整：清淡饮食，忌油腻、辛辣、生冷，加强运动。

2.予外用药物阴道给药治疗细菌性阴道病。

3.择期行宫腔镜检查。

4.中医综合疗法

（1）予清热燥湿、祛瘀通络之中药灌肠。药用：败酱草30g，丹参30g，牡丹皮20g，桂枝15g，九香虫10g，路路通30g，薏苡仁15g，土茯苓30g，皂角刺20g，醋乳香10g，盐小茴香5g。

（2）微波理疗。

（3）针刺。取穴：中脘、下脘、带脉、中极、关元、气海、天枢、子宫穴、卵巢穴、内关、血海、足三里、阴陵泉、三阴交。

（4）敷贴双附件区投射于体表的皮肤处。

（5）穴位拔罐。取穴：腹部穴位、丰隆、阴陵泉。

【复诊经过】

患者行中医外治法联合治疗1个月后，下腹胀痛明显减轻，白带明显改善。

2018年10月11日行宫腔镜检查：子宫内膜局部点状充血。病理：轻微子宫内膜炎。采用抗生素治疗，并继予中医综合疗法。

2019年2月17日复诊：患者间断行中医综合治疗4个月，平均每周2~3次，盆腔炎后遗症状消失，建议患者自然周期监测排卵试孕3个月，继行针刺治疗，停用其他外治法。患者于第3个周期监测卵泡指导同房后妊娠。

2019年5月28日返诊：查血 β–HCG 208.93mIU/mL，P 18.89ng/mL。2019年7月23日随访，孕12周+3天，NT检查正常。

【按语】

中医综合疗法包括针灸、灌肠、微波理疗、穴位敷贴与拔罐等，多种疗法配合使得疗效更强。患者左侧输卵管间质部阻塞，子宫内膜微小息肉形成及轻微子宫内膜炎，提示盆腔环境差，予活血化瘀、通络散结之中药灌肠，药物经齿状线上黏膜上皮细胞吸收，直接进入盆腔静脉丛，经肠管局部弥散吸收，离盆腔患病部位近，迅速使药到病所；针灸、穴位敷贴与拔罐都可刺激人体的穴位和经络，调整脏腑，通畅气血；同时配合微波可抑制毛细血管通透性，增强抗渗出的能力和抑制结缔组织增生，增强纤维蛋白溶解酶活性，起到抗炎、抗粘连作用。患者经过数个周期的中医综合治疗后，成功自然妊娠。

三、继发性不孕症（输卵管因素）案例

杨某，女，32岁，初诊日期：2014年9月10日。

【病情摘要】

剖宫产术后未避孕未再孕3年，IVF失败2次。2008年剖宫产一女，2011年解除避孕后未避孕未再孕，2012年子宫输卵管造影：双侧输卵管通而不畅并伞端部分粘连。2014年行辅助生殖技术，长方案取卵22枚，成胚13枚（包括囊胚），6月冻胚移植1枚囊胚未孕，9月冻胚移植2枚胚胎未孕，余冻存1枚囊胚及4枚胚胎。患者平素时觉腰酸，小腹发凉，心烦易怒，眠差多梦，夜尿频，大便调，舌质暗，苔薄白，脉沉弦。

既往月经规律,6~7/28~30天,量中等,色暗,血块较多,无痛经,经前一周腰酸痛加重,乳房胀痛。LMP 2014年8月13日。

既往检查:基础性激素水平未见异常;男方精液常规检查正常。

就诊当日妇科双合诊:双侧附件区片状增厚,轻压痛,余未发现异常。经阴道超声:子宫大小正常,子宫内膜8.6mm/C型,右卵巢内可见6~7个AFC,左卵巢内可见5~6个AFC,均未见优势卵泡。

【初步诊断】

西医诊断:继发性不孕(输卵管因素);IVF-ET失败2次。

中医诊断:不孕症(肾虚肝郁证)。

【首诊医嘱】

1.调畅情志,定期运动,增加腹部锻炼。

2.中药治以补肾疏肝、活血化瘀,处方:当归15g,川芎10g,柴胡10g,桂枝15g,牡丹皮10g,赤芍15g,桃仁15g,续断15g,茯苓15g,白术10g,生蒲黄10g,五灵脂15g,炒酸枣仁20g。

【复诊经过】

2014年9月23日二诊:月经于9月16日来潮,述本次月经来前腰酸痛及乳房胀痛症状明显减轻,经期血块量减少,睡眠好转,但仍述夜尿频,小腹凉感。继用中药治以固肾益气,兼以疏肝理气,药用:熟地黄20g,山茱萸10g,山药20g,菟丝子30g,覆盆子15g,杜仲15g,五味子6g,吴茱萸6g,柴胡6g,当归10g,茯苓15g,炒白术10g,炒酸枣仁15g。

2014年10月8日三诊：述夜尿次数减少，小腹凉好转。9月26日于外院行宫腔镜检查：宫腔形态正常，双侧输卵管开口可见，内膜局部有少量出血点。病理：子宫内膜呈增生期改变。术后外院给予抗生素口服1周，嘱上方中药继服。

2014年10月29日复诊：患者拟本周期解冻移植，当前为月经周期第11天。诉近日自觉腰酸，大腿部发凉，精神紧张，烦躁不安，入睡困难，舌质略暗，苔薄白，脉细弦。中药治以补益肝肾，宁心安神，药用固阴煎加减：菟丝子30g，鹿角霜20g，续断10g，熟地黄20g，山萸肉10g，山药20g，党参15g，五味子6g，柴胡10g，当归10g，茯苓15g，炒白术10g，炒酸枣仁20g。

2014年11月6日复诊：拟于11月9日解冻移植。患者述腰酸腿凉症状好转，自觉乳房胀痛，夜间尤甚，口干欲饮，心中烦热，仍入睡困难。中药予以补肾疏肝、理气安神，处方：菟丝子30g，续断10g，桑寄生30g，覆盆子15g，女贞子20g，茯苓10g，白术10g，郁金10g，苏梗10g，黄芩10g，苎麻根20g，陈皮10g，炙甘草6g。

2014年12月29日复诊：诉于2014年11月9日外院冻胚移植1枚胚胎，移植后临床妊娠，于孕40余天超声未见胎芽及胎心，行清宫术。患者时有腹泻，盗汗，下肢尤甚，寐差，脉沉细。中药治以益气滋阴、固肾调冲，药用：菟丝子30g，山茱萸10g，山药20g，党参20g，麦冬15g，五味子6g，生黄芪15g，茯苓15g，炒白术10g，地骨皮20g，陈皮20g，炒酸枣仁20g，炙甘草6g。

2015年1月19日复诊：患者诉腹泻盗汗等症状明显好转，清宫术后月经仍未来潮，自觉小腹下坠发凉，纳寐可，二便调，脉细弦滑。中药给予疏肝理气、活血祛瘀，处方：当归15g，川芎10g，柴胡10g，续断10g，杜仲15g，桂枝10g，牡丹皮10g，赤芍15g，茯苓15g，益母草15g，牛膝20g。

2015年1月26日复诊：月经来潮第5天，量中，色暗，血块多，腰酸，乳房胀，无痛经。患者要求自然试孕，上方中药继服，配合活血化瘀、通络散结之中药灌肠，药用：败酱草30g，丹参30g，牡丹皮20g，桂枝15g，九香虫10g，路路通30g，薏苡仁15g，土茯苓30g，皂角刺20g，醋乳香10g，盐小茴香5g。并配合针灸、微波等中医外治法以改善输卵管功能，连续治疗2个月后试孕。

2015年4月23日复诊：停经32天，自测尿妊娠试验阳性，伴腰酸，小腹下坠隐痛，无阴道出血，查血HCG 163mIU/mL。嘱动态观察血HCG水平变化，中药治以健脾固肾安胎，药用：菟丝子30g，续断20g，苎麻根15g，山药20g，党参20g，生黄芪15g，茯苓15g，炒白术10g，阿胶10g，炙甘草6g。

妊娠7周时经阴道超声：宫内单活胎，见胎心。孕期随访，足月剖宫产一健康男婴。

【按语】

该患者属继发性不孕症（输卵管因素），既往行IVF，解冻移植两次，患者自述均为优质胚胎，但均失败。根据患者平素时觉腰酸，小腹发凉，夜尿频，心烦易怒，眠差多梦，结合月经、舌脉等情况，中医辨证属肾虚肝郁证。治以补肾疏肝，活血化瘀，使得精血充足，冲任调畅，方能有子。治疗中用到固阴煎，乃《景岳全书》之名方，原方主治阴虚滑泻、带浊淋漓及经水因虚不固等症，组成包括菟丝子、熟地黄、山萸肉、山药、人参、五味子、远志、炙甘草等，功能补益肾气，固冲调经，交通心肾，使心气下通，加强固摄肾气之力；治疗中还配伍逍遥散中柴胡、当归、茯苓、白术等，以疏肝扶脾，调畅气机。患者中药治疗两个月余，再次解冻移植，虽妊娠，但胎停育而行清宫术。后患者要求尝试自然妊娠，根据其输卵管通而不畅、远端粘连的情况，配合中医综合治疗，患者经过两个月的坚持治疗后，成功自然妊娠。

四、子宫内膜炎、子宫内膜息肉样增生合并卵巢储备功能减退案例

王某，女，28岁，初诊日期：2017年3月15日。

【病情摘要】

未避孕未孕4年，IVF失败2次。2013年外院查血清AMH及经阴道超声后确诊卵巢储备功能减退，2014年始行辅助生殖技术，取卵4枚，成胚4枚，分两次移植均未孕。近年来月经逐渐稀发且经量减少，2~3天/30~45天，色暗，有小血块，伴腰腹隐痛不适，LMP 2017年2月6日。

患者平素时觉腰膝酸软，畏寒，手足冰凉，乏力懒动，性欲低下，心烦易怒，带下色黄有腥臭味；近2年体重增加10kg。舌淡边有齿痕，苔略厚，脉沉弦。

既往检查：性激素六项示FSH 7.97mIU/mL，LH 3.31mIU/mL，E_2 36.46pg/mL，P 0.32ng/mL；AMH 0.55ng/mL。输卵管造影显示双侧通畅。男方精液常规检查未见异常。

就诊当日双合诊检查：阴道少量咖啡色分泌物，触诊宫体稍大，质中，无压痛，双附件未及异常。阴道分泌物量多色黄，有腥臭味，分泌物检查提示细菌性阴道病。经阴道超声：内膜增厚，呈蜂窝状改变，可见星点状血流，右侧卵巢可见

2~3个AFC，左侧卵巢可见3~4个AFC。

【初步诊断】

西医诊断：原发性不孕症；卵巢储备功能减退；子宫内膜病变待查；IVF失败2次。

中医诊断：不孕症（脾肾阳虚，湿浊内蕴证）。

【首诊医嘱】

1.择期行宫腔镜检查。

2.予外用药物阴道给药治疗细菌性阴道病。

3.地屈孕酮10mg，每日2次，服用10天，以药物改善性出血。

4.中药治以补肾健脾，兼以祛湿化浊，药用：生黄芪20g，续断10g，杜仲10g，鹿角霜20g，鳖甲20g，车前子10g，泽兰20g，牡丹皮10g，当归15g，川芎10g，茯苓15g，香附10g。

【复诊经过】

2017年3月25日二诊：患者于2017年3月24日月经来潮，量较以往明显增多，色暗红，小腹隐痛，头晕、心悸、乏力，舌淡苔白，脉沉弦细。中药治以温经活血、化湿蠲浊，药用：生黄芪20g，桂枝10g，牡丹皮10g，赤芍15g，桃仁10g，红花10g，当归10g，川芎10g，茯苓10g，藿香10g，车前子10g，牛膝15g。

2017年3月27日三诊：服上方3剂后，排出数枚大血块，头晕、腹痛好转，中药继以温阳化浊，处方同前诊。

2017年4月3日复诊：月经干净后行宫腔镜检查，镜下可见宫腔内多处息肉样隆起，双侧输卵管开口可见。诊刮内膜病理结果：子宫内膜不规则增生，部分呈息肉样改变，免疫组化

CD38/138（+）。行宫腔镜下子宫内膜息肉电切术。术后口服抗生素及地屈孕酮。

后连续应用温阳化浊中药治疗两个月经周期。

2017年6月28日返诊：LMP 6月25日，予来曲唑诱导排卵，中药继续温阳化浊治疗，排卵后予地屈孕酮补充黄体功能。

连续促排两个周期，2017年9月16日复诊，血β-HCG 4533mIU/mL。中药治以补肾健脾，固冲安胎。服用至孕2个月停药。随访患者现已产一子。

【按语】

患者超声及宫腔镜下检查均提示宫腔内多处息肉样隆起，病理结果示子宫内膜息肉样病变，遂予子宫内膜息肉电切术，并配合西药地屈孕酮以防止内膜息肉复发。从中医辨证角度看，患者平素月经量少，色暗有小血块，带下量多色质黏，腰膝酸软，畏寒，手足冰凉，结合舌脉，中医辨证应为脾肾阳虚、湿浊内蕴证。实乃脾肾阳气不足，无力化浊排瘀，经期败血浊液壅滞胞宫，不得下行，日久瘀阻胞宫冲任，故出现子宫内膜的异常改变。遂以温肾助阳药物为主导，佐活血利水药物以促经至；行经期推陈出新，是排出胞宫内陈旧浊瘀的最佳时期，遂加用养血活血之党参、赤芍、桃仁、红花以化瘀浊，另加桂枝助阳化气，助旧秽排出；经后期着重恢复脾肾功能，阳旺则浊无以生，整体改善母体内膜环境，同时配合地屈孕酮使内膜充分转化。中西医结合，标本同治，提高疗效同时节省了治疗时间。患者的内膜环境得以改善，配合促排卵药物后无须辅助生殖手段也可获妊娠。

五、多发性子宫内膜息肉合并子宫内膜炎案例

蔡某，女，33岁，初诊日期：2019年3月4日。

【病情摘要】

未避孕未孕2年，经间期出血史。患者性生活正常，未避孕未孕2年，男方精液检查未见异常。2018年初于外院监测卵泡指导同房2个周期，均见优势卵泡排出，未孕。患者平素常伴发经间期出血，每于排卵前见少量咖啡色分泌物，持续3~4天；白带量多，色偏黄，质稠，无异味；大便或秘结或溏，舌暗红，苔黄腻，脉弦滑。

既往月经8/28天，量多，色红，有血块，无痛经，经期前后腰酸，LMP 2019年2月24日。

就诊当日女方体格检查：双合诊检查未及异常。阴道分泌物检查提示细菌性阴道病。经阴道超声：子宫内膜6.2mm/A型，回声不均匀，双侧卵巢内AFC各7~8个，未见优势卵泡。

【初步诊断】

西医诊断：原发性不孕症。

中医诊断：不孕症；经间期出血（湿热瘀结证）。

【首诊医嘱】

1.饮食禁辛辣、生冷、油腻，宜清淡平和，注意生活起居。

2.予外用药治疗细菌性阴道病。

3.择期行子宫输卵管造影检查。

4.中药治以清热利湿、益肾安冲，处方：牡丹皮10g，生地黄15g，赤芍10g，车前子10，瞿麦15g，炒薏苡仁20g，龟甲10g，黄柏6g，炒白术10g，香附10g，续断10g，山药20g。

【复诊经过】

2019年3月12日二诊：诉服中药后排卵期仅一天见少量咖啡色分泌物，白带量较少，仍发黄，偶有外阴瘙痒，食辛辣后加重；大便干，舌暗红，苔黄腻，脉滑数。上方去香附，加大黄5g，醋椿皮10g。

2019年4月3日三诊：LMP 3月24日，月经量较前减少，色红，有血块。子宫输卵管造影检查：子宫壁边缘粗糙，宫腔内充盈缺损影，两侧输卵管通畅。建议行宫腔镜检查。

于4月10日行宫腔镜下检查：多发性子宫内膜息肉。遂行子宫内膜息肉切除术，病理回报：子宫内膜息肉合并子宫内膜炎。术后予抗生素左氧氟沙星及甲硝唑联合抗炎治疗14天，并予地屈孕酮每日20mg连续服用14天。中药治以益肾健脾、利湿化浊，药用：续断10g，杜仲10g，鹿角霜10g，生黄芪10g，茯苓15g，炒白术10g，炒薏苡仁20g，藿香10g，车前子15g，黄芩6g，黄柏6g，白芍10g，龟甲15g，茜草15g，海螵蛸15g。

2019年5月4日复诊：月经于4月24日来潮，量多，少量血块，后量少淋漓至当前未净，乏力，腰酸痛，大便黏腻，舌暗，苔白，脉沉细滑。中药治以益气化瘀止血，药用：生黄芪20g，续断10g，鹿角霜20g，生地黄15g，茯苓10g，炒白术10g，炒薏苡仁10g，芡实20g，黄柏6g，生蒲黄10g，五灵脂10g，马齿苋30g，醋椿皮10g，茜草15g，乌贼骨15g。

2019年5月14日复诊：服药后3天血止，无明显不适，白带正常，大便调。中药继续治以益肾健脾，利湿化浊。

2019年6月2日复诊：LMP 5月22日，月经量适中，色质正常，6天净。经阴道超声：内膜7.4mm/AB型，左卵巢内见一大小12mm×11mm的AFC，建议本周期自然试孕。

2019年7月4日复诊，停经44天，自测尿妊娠试验阳性，查血β–HCG 64982mIU/mL，P 19.71ng/mL，后随访至孕12周NT检查正常。

【按语】

与上例脾肾阳虚、湿浊内蕴证患者不同，此例子宫内膜病变患者属于湿热瘀结型。患者排卵期出血、平素月经量多，皆因湿热之邪扰动冲任，迫血妄行；湿热损伤任带二脉，故带下量多色黄。急则治标，遂先予中药治以清热利湿，益肾安冲。牡丹皮、生地黄、赤芍清热凉血，制约妄行之经血；车前子、瞿麦、黄柏、炒薏苡仁清利下焦湿热；龟甲、炒白术、山药、续断治本为主，健脾益肾固冲；《傅青主女科》曰"带脉通于肾，而肾气通于肝"，故用香附理气调血。待湿热得去，再以益肾健脾、利湿化浊之法，调整脾肾功能，后自然得以妊娠。

第十三章　不明原因不孕症

一、不明原因不孕症（肝郁血虚证）、IVF-ET失败1次案例

卢某，女，30岁，初诊日期：2012年12月19日。

【病情摘要】

未避孕未孕2年余。结婚2年余，性生活规律，未避孕未孕。2012年4月于外院因"不明原因不孕"行辅助生殖技术，取卵11枚，成胚5枚，移植2枚，孕2个月余胎停育，行清宫术，余冻胚3枚。患者平素急躁易怒，时有焦虑，大便干，2日一行。舌暗红，苔薄白，脉弦细。

既往月经6~7/30~32天，量中，近1年经量明显减少，色暗红，经期小腹胀痛不适，经前时有乳房胀痛。LMP 2012年12月12日。

既往检查：性激素六项、子宫输卵管造影、男方精液常规检查未见明显异常。

就诊当日妇科双合诊与阴道分泌物常规未见异常。经阴道超声：子宫大小48mm×38mm×37mm，子宫内膜6mm/A型，右卵巢内可见7~8个AFC，左卵巢内可见6~7个AFC。

【初步诊断】

西医诊断：原发性不孕症；IVF-ET后自然流产1次。

中医诊断：不孕症（肝郁血虚证）。

【首诊医嘱】

1.调畅情志，适量运动。

2.中药治以疏肝健脾、养血调冲，处方：当归10g，川芎10g，白芍15g，柴胡10g，郁金10g，茯苓15g，丹参10g，菟丝子30g，山茱萸10g，山药15g，女贞子20g，藿香10g，佩兰10g，白术10g。

【复诊经过】

2012年12月25日二诊：述近1年来经间期几乎未见有锦丝状带下，当前便秘，舌暗红，苔薄白，脉细弦略沉。中药治以补肾滋阴、疏肝理气，处方：菟丝子30g，鹿角霜20g，巴戟天10g，生地黄20g，麦冬15g，玄参20g，柴胡10g，当归10g，川芎10g，白芍15g，茯苓15g，炒白术15g，炒薏苡仁20g，丹参10g。

2013年1月2日三诊：患者于排卵期同房未避孕，现处于黄体中期，中药治以补肾益气、滋阴固冲，处方：菟丝子30g，续断10g，桑寄生15g，杜仲10g，生黄芪20g，麦冬20g，五味子6g，阿胶珠10g，当归6g，白芍15g，柴胡10g，黄芩6g，茯苓15g，白术10g。

2013年1月14日复诊：停经34天，自觉乏力腰酸，腰骶下坠感，阴道见少量咖啡色分泌物，无腹痛，舌略红，苔薄白，脉沉细滑。查血HCG 922 mIU/mL。中药治以固肾安胎、益气养血，处方：生黄芪30g，菟丝子30g，续断10g，覆盆子15g，桑寄生15g，山茱萸10g，山药15g，女贞子20g，茯苓10g，白术10g，黄芩6g，炙甘草6g。同时给予地屈孕酮保胎。用药后1周咖啡色分泌物消失，乏力腰酸减轻。1月31日经阴道超声：宫内早孕，可见胎芽及胎心管搏动。遂停止用药。

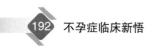

后随访足月剖宫产一健康男婴。

【按语】

　　患者既往通过男方精液常规检查、卵泡监测、输卵管造影、卵巢储备功能评估等检查诊断为不明原因性不孕症。因怀孕心切，不孕2年即求助试管婴儿技术，移植后流产，遂来求助中医药治疗。患者平素急躁易怒，加之求子未遂，更添焦虑。近1年月经量明显减少，色暗红，经期小腹胀闷不适，经前时有乳房胀痛，辨证属肝郁血虚之证。长期郁怒伤肝，肝失条达，横乘脾土，脾失健运，湿浊内生，湿壅木郁，又致肝失疏泄，气血运行失常。古语有云"冲任隶于阳明"；《血证论》指出："带脉下系胞宫……属于脾经。"而肝经与冲脉交会于三阴交，与任脉交会于曲骨，与督脉交会于百会，肝通过冲脉、任脉、督脉与胞宫相通。由此，若肝脾不和，则冲任之脉受损，血海不盈，发为不孕；肝肾同居下焦，乙癸同源，为子母之脏，长期肝郁，子病及母，易致肾虚。而肾主生殖，为天癸之源、冲任之本、气血之根，与胞宫相系。肾精不足，不能兴动阳事，生育功能低下。首诊治以疏肝健脾、养血调冲，用逍遥散加减治疗，开郁顺气，兼以补肾养血。

　　复诊正值氤氲之时，也是排卵之际，按照月经周期的阴阳消长转化学说，此时为重阴必阳，由阴转阳之机，在心肾阳气的鼓动下出现氤氲状变化。但该患者近1年排卵期未见有锦丝状带下，乃因肾之阴精不足，阴阳转化失利，故中药予生地黄、麦冬、当归、白芍、丹参等滋阴养血，并用菟丝子、鹿角霜、巴戟天"阳中求阴"，鼓动肾阳，同时配以柴胡、茯苓、白术等疏肝健脾。排卵后顺势利导，继续给予补肾益气、滋阴固冲中药，使冲任气血盈满，阳气阴血皆充盛，为胎元成实做好物质准备。患者用药一个周期后迅速怀孕，考虑到此乃珍贵胎儿，且孕后患者出现腰酸、腰骶下坠等胎元不稳之症状，故给予地屈孕酮及固肾安胎之中药，以利胎元稳固。

二、不明原因不孕症（脾肾两虚，肝郁痰阻证）案例

王某，女，29岁，初诊日期：2018年7月15日。

【病情摘要】

未避孕未孕一年半。患者结婚一年半，性生活规律，未避孕未孕。外院卵泡监测提示有正常排卵，输卵管造影提示双侧输卵管通畅，配偶精液常规检查正常。刻下症见：时有腰膝酸软，久坐懒动，头昏沉，心情低落，纳少，大便黏腻不爽，舌淡胖，苔白腻，脉沉弦滑。

平素月经规律，13岁月经初潮，6~7/28~30天，量偏少，质黏稠，轻微痛经。LMP 2018年7月4日。

既往检查：性激素六项、甲状腺功能未见明显异常。

就诊当日女方体格检查：身高1.62m，体重52kg，BMI 19。妇科双合诊检查及阴道分泌物常规未及明显异常。经阴道超声：子宫大小正常，子宫内膜8.3mm/B型，左卵巢内可见7~8个AFC，最大卵泡21mm×15mm，右卵巢内可见7~8个AFC，未见优势卵泡。

【初步诊断】

西医诊断：原发性不孕症。

中医诊断：不孕症（脾肾两虚，肝郁痰阻证）。

【首诊医嘱】

1.调整生活方式：饮食忌生冷油腻之品，增加运动。

2.中药治以补肾健脾疏肝、祛湿化痰，药用：生黄芪20g，

菟丝子30g，鹿角霜20g，续断10g，杜仲10g，茯苓15g，炒白术15g，藿香10g，木瓜15g，炒薏苡仁20g，当归10g，川芎10g，黄柏6g，香附10g，炙甘草6g。

3.指导同房，建议3天后复诊监测排卵情况。

【复诊经过】

2018年7月18日二诊：经阴道超声提示左侧卵泡已排，子宫直肠窝可见液性暗区。中药上方去当归、川芎，继续服用。

2018年8月12日三诊：LMP 2018年8月1日。诉经量较前增多，痛经基本消失，腰膝酸软减轻，精神佳，纳可，大便仍黏腻。中药加芡实20g，砂仁6g。

2018年10月12日复诊：患者服药中药个1月余，腰膝酸软基本消失，纳可，大便调。后自行停药。近期因工作原因性生活不规律。性情急躁，寐欠安，多梦，舌淡、苔薄腻，脉弦滑。调整中药：生黄芪15g，党参15g，麦冬20g，五味子5g，鹿角霜20g，续断10g，杜仲10g，茯苓15g，藿香10g，炒薏苡仁20g，柴胡10g，陈皮10g，黄柏6g，酸枣仁20g，炙甘草6g。

2018年12月29日复诊：患者睡眠症状好转，连续2个周期试孕未孕，建议患者中药继服配合针刺治疗。取穴：中脘、下脘、带脉、中极、关元、气海、天枢、子宫穴、卵巢穴、内关、血海、足三里、阴陵泉、三阴交，每周2~3次。

2019年3月26日复诊：LMP 2019年3月18日，患者中药联合针灸治疗调治3个月经周期。经阴道超声：内膜7.2mm/A型，左卵巢内可见一18mm×16mm卵泡。本周期卵泡监测，指导同房。

2019年4月20日复诊：月经超期未至，自测尿妊娠试验阳性，查血 HCG 494.9mIU/mL。偶有腰酸困，无阴道出血，予固肾安胎丸健脾补肾，养血安胎。后超声提示宫内早孕，可见胎心胎芽。孕期随访如常。

【按语】

患者诊断为不明原因性不孕症，初诊时症见月经量偏少，质黏稠，轻微痛经，腰膝酸软，久坐懒动，头昏沉，纳少，大便黏腻不爽，结合舌脉辨证为脾肾两虚、痰湿阻滞证。肾为先天之本，主生殖，是促进人体生长发育和主生殖功能的根本；脾为后天之本、气血生化之源。中医治疗以补肾健脾除湿为主，以自拟方温肾健脾方加减。生黄芪补气健脾升阳，配合茯苓、炒白术、炒薏苡仁健脾除湿；菟丝子、鹿角霜、续断、杜仲滋补肝肾，充养肾精；当归、川芎养血调经，佐以藿香、木瓜、黄柏芳香行气，清热化湿，阳得以运；炙甘草，和中缓急，调和诸药。全方温补脾肾之阳，兼顾益气调血，除湿化浊。患者服药后症状好转，配合针刺治疗。中脘、下脘、中极、气海、关元等是任脉经穴，补益气血，调理冲任；子宫、卵巢为特定穴位，调理气血、改善功能，三阴交为足三阴经交会穴，可调理脾、肝、肾三脏，养血调经；足三里是胃经合穴，所谓"合治内腑"，健脾调气血；血海、天枢理血调经；内关调和阴阳，阴陵泉健脾除湿。诸穴共奏补肾健脾、调理气血，达到助孕之功效。

三、不明原因不孕症（肾虚肝郁证）案例

苏某，女，28岁，初诊日期：2018年5月26日。

【病情摘要】

未避孕未孕2年余。患者结婚2年余，性生活规律，未避

孕未孕。曾于外院卵泡监测多个周期，有正常排卵，指导同房均未孕。患者平素工作压力较大，性情急躁易怒，时有腹胀，腰膝酸软，四肢无力，劳累后加重，纳可，寐欠安，多梦，小便次数多，大便溏。舌暗红，苔薄，脉沉弦。

既往月经13岁初潮，5~6/28~30天，量少、色淡、伴有痛经与血块，经前乳房胀痛。LMP 2017年5月12日。

既往检查：男方精液常规未见明显异常。输卵管造影提示双侧输卵管通畅。性激素六项未见异常。

就诊当日妇科双合诊及阴道分泌物未见明显异常。经阴道超声：内膜10.0mm/B型，左卵巢内可见10~11个AFC，右卵巢内可见一大小18mm×16mm卵泡，另可见9~10个AFC。

【初步诊断】

西医诊断：原发性不孕症。

中医诊断：不孕症（肾虚肝郁证）。

【首诊医嘱】

1.调整生活方式，调畅情志。

2.中医治以补肾疏肝为主，以开郁种玉汤加减，处方：柴胡10g，当归10g，白芍15g，郁金10g，香附10g，牡丹皮10g，茯苓15g，炒白术10g，艾叶炭10g，阿胶10g，鹿角霜20g，续断10g，杜仲10g。

【复诊经过】

2018年6月15日二诊：6月10日月经来潮，本周期经量较前增多，血块减少，痛经减轻，二便调。仍急躁易怒，腰膝酸软，多梦，大便略干。调整中药如下：柴胡10g，郁金10g，香附10g，牡丹皮10g，茯苓15g，炒白术10g，当归10g，丹参15g，菟丝子20g，鹿角霜20g，续断10g，杜仲10g，麦冬

20g，五味子6g，炒酸枣仁15g。

2018年9月9日复诊：LMP 2018年9月6日，患者月经量明显增多，痛经基本消失，偶有腰酸困，性情较前好转，睡眠质量仍不佳。患者多次自然受孕失败，拟本周期诱导排卵，行IUI。予经期第5天起口服来曲唑，每次2.5mg，每日1次，连续服用5天，同时规律监测卵泡，卵泡成熟后行IUI，同时给予中药同上。

2018年12月11日复诊：行2次IUI后仍未受孕，患者情绪低落，口干舌燥，纳差，寐欠安，多梦，便秘。建议患者行IVF-ET，患者拒绝。遂于中药上方加入木香6g，远志10g，女贞子15g，旱莲草10g，继续中药调治。

2019年3月10日复诊：患者述因工作原因无法规律就诊，压力较大，急躁焦虑，睡眠较差。建议其采取心理疗法进行减压，每周1次，连续6周。

2019年5月8日复诊：LMP 2019年4月26日，患者诉焦躁易怒情绪明显缓解，睡眠质量明显改善，腰酸乏力基本消失，纳可。考虑正值排卵期，经阴道超声：内膜8.2mm/A型，右侧可见一大小20mm×18mm卵泡。指导患者同房，排卵后予固肾安胎中药。

2019年5月28日复诊：月经超期未至，自测尿妊娠试验阳性。

2019年6月10日B超：宫内早孕，可见胎心胎芽。孕期随访正常。

【按语】

该患者为不明原因性不孕症，四诊合参辨证为肾虚肝郁证，中药以开郁种玉汤加减，柴胡、郁金、香附、牡丹皮疏肝解郁，顺肝气条达之性；鹿角霜、续断、杜仲滋补肝肾；当归、阿胶、艾叶炭养血和血；茯苓、炒白术健脾益气。后因患者情志因素，肝郁之征显著，中药随症加入疏肝理气、滋养肝肾、宁心安神之品，并配合IUI技术，但仍未能受孕。考虑其心理因素较为突出，故建议配合专业心理疏导治疗。适当的心理干预能够明显改善不孕症患者焦虑的情绪，患者配合较好，连续6周心理治疗，并同时配合中药，后患者焦虑及易怒情绪明显改善，监测卵泡指导同房后成功受孕。

第十四章 反复种植失败

一、反复种植失败后中药干预成功种植案例

随某，女，34岁，初诊日期：2017年8月16日。

【病情摘要】

未避孕未孕7年，IVF失败6次。患者结婚7年，性生活正常，未避孕未孕。2014年因"不明原因不孕"行辅助生殖技术，3年内长方案超促排卵3次，5次胚胎移植（自述每次均有优质胚胎），均未着床，余1枚冻囊胚。患者平素畏寒，手足不温，时有少腹隐痛，口干不欲饮，大便溏，舌淡苔白滑，边有齿痕，脉沉细无力。

既往月经周期5/26天，量多，血块多，色暗，伴痛经。LMP 2017年8月2日。

既往检查：性激素六项及甲状腺功能全项未见明显异常。输卵管造影：子宫形态正常，双侧输卵管通畅。宫腔镜检查未见异常。男方精液检查正常。

就诊当日双合诊检查：子宫偏大，余未及明显异常。经阴道超声：子宫大小47mm×41mm×40mm，肌壁间可见多个低回声区，子宫下段至宫颈较多积液，子宫内膜9mm/B~C型，左侧卵巢内可见6~7个AFC，右侧卵巢内可见3~4个AFC。

【初步诊断】

西医诊断：原发性不孕症；反复种植失败；多发性子宫

肌瘤。

中医诊断：不孕症；癥瘕（脾肾阳虚，湿浊瘀滞证）。

【首诊医嘱】

1.调适生活起居，忌生冷、海鲜、油腻食品，增加运动。

2.中药治以温肾健脾、化湿祛瘀，方用温阳化浊方加减：生黄芪30g，菟丝子30g，鹿角霜20g，肉苁蓉10g，巴戟天10g，茯苓15g，炒白术10g，苍术5g，炒薏苡仁20g，车前子20g，陈皮10g，泽泻15g，藿香10g，黄柏5g，丹参15g，当归15g。

【复诊经过】

2017年8月23日二诊：服上方后畏寒、手足冰凉改善，大便成形，舌脉同前。继予前方治疗。

2017年8月31日三诊：适逢经期第2天，经量多，色暗，血块较多，伴痛经，块下痛减，大便溏。中药治以温经祛瘀、活血止血，药用：生黄芪20g，续断10g，杜仲15g，三七粉6g（冲服），牡丹皮10g，白芍10g，生蒲黄10g，五灵脂10g，茜草15g，乌贼骨15g，茯苓10g，炒白术10g，香附10g，黄柏5g。

患者经净后要求返外院行冻胚移植，2017年9月移植囊胚1枚（自述胚胎质量不佳），再次失败，未余冻胚。

2017年10月27日复诊：建议口服温阳化浊中药汤剂基础上加用温阳化浊灌肠方。处方：生黄芪50g，肉苁蓉10g，巴戟天10g，茯苓10g，炒白术15g，苍术6g，黄柏10g，泽泻10g，广藿香10g，佩兰10g。煎汤滤渣加温到39℃左右，每次100mL，肛门灌肠管给药。每于经期第1~5天合用少腹逐瘀胶囊。患者坚持治疗半年，月经量、色、质均恢复正常，畏寒肢冷、大便稀溏等症状消失。

2018年4月重新长方案超促排卵，取卵10枚，获胚7枚，移植后成功妊娠。随访患者足月顺产一健康男婴，母子平安。

【按语】

患者以"IVF失败6次"就诊，经阴道超声提示多发性子宫肌瘤，子宫下段至宫颈较多积液。症见手足不温，畏寒，时有少腹疼痛，口干不欲饮，性情内向不喜多言，纳寐可，小便调，大便溏，舌淡苔白滑，边有齿痕。症状结合辅助检查辨证为典型脾肾阳虚、寒湿瘀滞型的内膜容受不良。予温阳化浊方加减，则脾肾得健，湿浊瘀滞得化。患者寒湿之象偏重，以苍术、车前子、泽泻加强利湿化浊，陈皮、藿香共奏理气燥湿、芳香蠲浊之用，胞宫得以清利温通，易于着胎养胎；丹参活血化瘀，祛旧生新，胞脉通利，冲任调和，内膜得养，从而改善子宫内膜容受性。患者病史久，予以标本兼治，后天健运，先天得养，天癸有源促进卵泡发育，改善内膜营养，提高内膜荣养的能力。二诊患者阳虚症状缓解，但考虑寒湿瘀滞为患，病情缠绵，继续予以温阳蠲浊加减治疗，根本上改善其阳虚寒湿瘀滞的体质状况。三诊适逢经期，重阳转阴之际，予以温阳化浊，加强脱膜，以助更好地推陈出新。患者坚持服药，随诊阳虚湿浊瘀滞诸症均改善，后移植成功，顺产一男婴。

二、反复种植失败后自然妊娠案例

杨某，女，29岁，初诊日期：2018年7月28日。

【病情摘要】

人工流产术后未避孕未再孕5年余，IVF失败3次。患者2013年行人工流产术，术后未避孕未再孕。2016年连续诱导排卵4个周期，均有优势卵泡排卵但未孕。2017年10月因"不明原因不孕"行辅助生殖技术，长方案超促排卵，取卵4枚，成胚2枚，分两次移植未孕；2018年1月长方案超促排卵，取卵6枚，成胚3枚，移植2枚未孕。患者平素畏寒，腰膝酸软，手足冰凉，性情焦躁，大便每日2~3次，溏薄，舌淡胖边有齿痕，苔薄白，右关脉沉缓无力、左关脉沉弦细。

既往月经6~7/30~40天，量少色暗，伴痛经。LMP 2018年7月1日。

既往检查：性激素六项正常。输卵管造影：子宫形态正常，两侧输卵管通畅。外院子宫内膜活检：子宫内膜呈增殖期改变，伴不规则增生。

就诊当日双合诊检查及阴道分泌物检查未见异常；经阴道超声：子宫内膜15mm/A~B型，回声不均匀，左卵巢可见3~4个窦卵泡，右卵巢内窦卵泡数＞12个。

【初步诊断】

西医诊断：继发性不孕症；反复种植失败。

中医诊断：不孕症（脾肾阳虚，寒湿内蕴证）。

【首诊医嘱】

1.饮食清淡，忌生冷、辛辣、油腻，调畅情志，适量运动。

2.中药治以温阳健脾、理气化浊，方用温阳化浊方加减：生黄芪20g，菟丝子20g，续断10g，杜仲10g，鹿角霜20g，茯苓15g，炒白术10g，炒薏苡仁20g，黄柏5g，炒麦芽15g，柴胡9g，炙甘草6g。

3.辅以针刺疗法以补肾健脾温督，取穴：下脘、关元、气海、中极、双侧天枢、双侧子宫穴、双侧卵巢穴、双侧足三里、双侧三阴交、双侧太溪。每次30分钟，每周2~3次。

【复诊经过】

2018年8月4日二诊：LMP 2018年7月31日，量少色暗，行经第1天痛经，畏寒肢冷、腰膝酸软同前，大便次数减少，舌淡胖边有齿痕、苔薄白，脉沉濡。中药继续治以温阳化浊法，配合针刺治疗同前。

2018年8月10日三诊：患者诉畏寒肢冷明显好转，大便每日1次，已成形，舌淡红苔薄白，脉沉弱。继予中药及针刺治疗。

2018年8月25日四诊：述经前小腹发凉下坠感，伴有腰酸，舌淡胖苔白，脉沉细滑。给予少腹逐瘀丸，服用至经期第5天，以温经暖宫，化瘀祛浊。并嘱其后每于经期第1~5天服用少腹逐瘀丸。后患者月经量较前明显增多，色质正常，痛经明显减轻。

2018年11月17日五诊：已孕近2个月，当日经阴道超声：宫内早孕，可见胎心管搏动。随访至足月顺产。

【按语】

患者初诊见月经不规律，月经量少延期，色暗伴痛经，同时有畏寒肢冷、腰酸痛、性情急躁、便溏，舌淡胖边有齿痕等症状，辨证为脾肾阳虚、寒湿内生兼有肝郁。治疗予温肾健脾化湿，脾气健旺，寒湿得除，胞脉通畅，胞宫得以温煦濡养，胎得其养，胎气得固，经前少予疏肝之品，共筑健脾化湿之用。故二诊大便成形，效不更方，随月经周期阴阳变化加减，经后期予以重用益精养血之山萸肉，与菟丝子、杜仲共奏补肾填精、助孕安胎之效。脾健则精充湿化，胞宫得养，天癸得续，冲任流通，月事以时下，内膜规律荣脱，确保胞宫容受

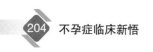

孕育之根本。患者自然妊娠，免除再行取卵移植之苦。

三、双子宫、异位妊娠史并IVF失败2次后自然妊娠案例

李某，女，39岁，初诊日期：2016年5月2日。

【病情摘要】

右侧输卵管妊娠后未避孕未再孕2年。结婚10年，2007年药物流产1次，未清宫。2010年孕40$^+$天自然流产，未清宫。2013年于外院就诊，B超：双子宫双宫颈，阴道纵隔，双子宫发育均良好。后行自然周期人工授精2次（右侧子宫内），未孕。2014年右侧输卵管异位妊娠，后行腹腔镜下右侧输卵管切除术。2015年8月于外院行IVF，取卵8枚，成胚4枚，分别于2015年11月及2016年3月各移植冻胚2枚（均移植至右侧子宫内），未孕。

既往月经30~40天一行，白带量多，时觉疲乏，纳眠可，二便调，舌质红，苔白腻，脉细滑。既往检查：性激素六项（D2）结果基本正常。子宫输卵管造影检查：右侧输卵管通畅，左侧输卵管未查（因左侧宫颈未探及）。男方精液检查各项参数未见异常。LMP 2016年4月20日。

就诊当日双合诊检查：阴道纵隔，右侧阴道畅，宫颈光滑，左侧阴道狭窄，宫颈口小、光滑，双子宫，前位，常大，质中，活动可，双侧附件未触及异常。经阴道超声：双子宫，左侧子宫形态规整，肌壁回声均匀，内膜9mm/A型，居中，右侧子宫肌壁回声粗糙，内膜7mm/A型，前移，左卵巢大小为27mm×23mm，可见9~10个窦卵泡，最大为15mm×14mm，右卵巢大小为26mm×21mm，可见>12个窦

卵泡，未见优势卵泡，双侧宫颈均可见纳囊。

【初步诊断】

西医诊断：继发性不孕症；双子宫双宫颈；右侧输卵管切除术史；IVF失败2次；IUI失败2次；自然流产1次。

中医诊断：不孕症（肾虚，兼见湿浊证）。

【首诊医嘱】

1.经阴道超声示左侧卵巢有一15mm×14mm的优势卵泡。自诉左侧阴道狭窄，同房时一直右侧阴道进入，遂以阴道窥器轻微扩张左侧阴道，指导其左侧阴道同房。

2.中药治以补肾益气、健脾除湿，处方：生黄芪20g，续断15g，鹿角霜20g，山药30g，鳖甲15g，当归10g，柴胡10g，茯苓15g，炒薏苡仁30g，苍术6g，香附10g，藿香5g，佩兰10g，黄柏5g。

【复诊经过】

2016年5月7日二诊：经阴道超声示左侧子宫内膜11mm/A型；右侧子宫内膜11mm/A型；左卵巢大小21mm×18mm。宫颈黏液评分：双侧宫颈口均为瞳孔样改变，黏液量3mL，拉丝度＞90mm，羊齿状结晶分布多，偶见上皮细胞，评分15分。予肌内注射人绒毛膜促性腺激素6000U；近日同房2~3次（从左侧阴道进入）；排卵后予中药补肾益气，处方：生黄芪20g，菟丝子20g，续断15g，茯苓15g，炒白术10g，山萸肉10g，山药20g，黄芩10g，香附10g，当归10g，生地黄15g。

2016年5月30日三诊：患者诉近日恶心、纳差，腹部坠胀不适感，寐差多梦，二便调，舌质红，苔薄白，脉细数。测血HCG 6735.7mIU/mL。中药治以固肾安胎，益气养血。于上方加入苎麻根10g，桑寄生15g，阿胶珠10g。2016年6月13日经阴道超声：左侧宫腔内可见一胎囊，其内可见卵黄囊及胎芽，可见胎心管搏动。停服中药，后随访顺产一男孩。

【按语】

本例患者属于典型的子宫畸形中的双子宫畸形，其发生由于胚胎发育期两侧苗勒管发育正常但未完全融合，导致其各自发育形成两个子宫，左右侧子宫各有单一的输卵管和卵巢，根据异常融合的程度不同，又可同时伴随双宫颈和（或）双阴道畸形。按照2013年ESHRE/ESGE关于先天性女性生殖道发育异常的分类共识，本患者归属于U3b/C2型发育异常，具有双子宫、双宫颈、双阴道。双子宫患者双侧宫腔容积多数缩小，失去正常解剖形态，可导致生育能力在一定程度上受到损伤，并导致一系列产科并发症，且其流产率增高。该患者既往流产2次，异位妊娠1次，损伤肾气，且平素易疲乏、带下量多，脾虚兼湿浊较重，予以中药补肾益气，健脾除湿。其中，续断、鹿角霜补益肾气，黄芪、茯苓、山药健脾益气，苍术、藿香、佩兰芳香化湿，柴胡、郁金、香附疏肝解郁，当归、白芍养血活血，黄柏、鳖甲养阴清热。诸药配合共同达到补肾益气、健脾除湿、疏肝调血助孕的目的。鉴于患者脾肾气虚的体质，故在怀孕早期应注意保胎，予中药以固肾安胎。方中菟丝子、续断补肾益气固胎；桑寄生、阿胶珠补益肝肾，养血安胎，此即寿胎丸之原方应用；茯苓、白术、黄芪、山药健脾益气，使气血生化有源，气充则摄胎有力，血盛则胎有所养，故健脾至为重要；苎麻根、茜草、黄芩、三七清热止血安胎，同时防止补益药温热动血；当归化瘀，有补有行，故有显效。

子宫畸形是影响生育的重要因素，根据本例患者生殖道情况因势利导，患者既往因左侧阴道紧，故性生活均从右侧阴道进入。既往两次受孕胚胎均着床于右侧子宫（一次药流，一次自然流产），后于右侧子宫行2次IUI及2次IVF均失败。2014年因右侧输卵管妊娠行右侧输卵管切除术。本次就诊时经阴道超声发现左侧卵巢有一15mm×14mm的优势卵泡，且左侧子宫发育及子宫内膜形态均良好，故以阴道窥器适度扩张左侧阴道，指导其左侧阴道同房，同时予中药补肾益气、健脾除湿以固其本，助其怀孕。

第十五章 复发性流产

一、PCOS、自然流产2次案例

卢某，女，34岁，初诊日期：2017年3月24日。

【病情摘要】

剖宫产术后自然流产2次。患者2005年足月剖宫产1男婴，体健；2006年至2014年人工流产3次；2016年及2017年均于孕40余天自然流产。症见形体肥胖，近3年体重增加15kg，畏寒，懒动，白带量多质稀，大便黏腻，舌淡胖边有齿痕，苔白，脉沉滑。

既往月经周期40~60天一行，量少质黏，经期腰酸。LMP 2017年3月19日。

就诊当日妇科双合诊检查未及明显异常。经阴道超声：子宫大小正常，内膜3.0mm/C型，双侧卵巢内窦卵泡数目＞12个，均未见优势卵泡。

【初步诊断】

西医诊断：复发性流产；月经稀发。

中医诊断：滑胎；月经后期（脾肾阳虚，痰湿阻滞证）。

【首诊医嘱】

1.调整生活方式，配合运动减重；嘱其避孕，待体质改善后再考虑备孕。

2.完善复发性流产病因相关检查。

3.中药治以温肾健脾、祛痰化湿，予温肾健脾方加减：茯苓20g，白术10g，法半夏10g，炒薏苡仁30g，菟丝子30g，鹿角霜20g，续断10g，杜仲10g，黄柏5g，茺蔚子20g，香附10g，藿香10g，芡实20g。

【复诊经过】

2017年4月7日二诊：服药后白带量明显减少，大便已成形，舌脉同前。当日经阴道超声：内膜8.9mm/B~C型，右卵巢内最大卵泡17mm×16mm。化验结果回报：女性激素六项、甲状腺功能全项、同型半胱氨酸、凝血功能等未见异常；糖耐量及胰岛素释放试验提示存在胰岛素抵抗。予二甲双胍500mg每日两次，随餐服用；中药继续给予温阳祛湿法治疗。

2017年4月25日复诊：月经于4月24日来潮，量少色暗，腰酸乏力，大便稀溏。中药治以温经散寒，除湿化瘀，药用：生黄芪20g，茯苓15g，炒白术10g，当归10g，川芎10g，赤芍10g，续断10g，杜仲10g，益母草15g，牛膝15g，香附10g，藿香10g。

2017年5月6日复诊：月经量较前明显增多，色质正常，经期腰酸明显减轻。后持续中药治疗两个多月，月经30余天一行，量正常，体重减少5kg，建议患者备孕。2017年10月自然妊娠，孕后给予补肾安胎中药及地屈孕酮联合保胎，服至孕2个月。

后随访，剖腹产1子，体健。

【按语】

患者剖宫产后陆续行三次人工流产，而后均于孕40余天自然流产。月经40~60天一行，量少质黏，可见多次流产史加之生活调摄不当，量变产生质变，已影响正常的容胎受孕，故先嘱其避孕，待体质改善后再考虑备孕。患者形体肥胖，近3年体重增加15kg，畏寒，懒动，白带量多质稀，大便黏腻，舌淡胖边有齿痕，苔白，脉沉滑。中医辨证为脾肾阳虚，痰湿阻滞证。多次流产史耗气伤血，损伤冲任、胞宫，肾气阳虚，阳气不能外达，腰府、骨髓失于温煦，则畏寒、腰膝酸软；阳气不振，不能温煦脾阳，则纳少；舌淡胖边有齿痕，苔薄白，右关脉沉缓，左关脉沉弦细，为脾肾阳虚之症。治疗谨守病机，治以温肾健脾，祛湿化浊，预培其损，以温肾健脾方加减。菟丝子、鹿角霜、续断、杜仲滋补肝肾，充养肾精；茯苓、白术、法半夏、炒薏苡仁补气健脾除湿；佐以藿香、芡实、黄柏、香附、木瓜芳香行气，利湿化浊；茺蔚子活血调经。待其月经状态改善后，建议患者备孕，并于妊娠后加用补肾健脾固冲中药以安胎元。

二、复发性流产、IVF-ET失败1次案例

郭某，女，36岁，初诊日期：2017年11月6日。

【病情摘要】

自然流产2次后未避孕未再孕4年，IVF-ET失败1次。结婚10年，性生活正常，2008年及2013年分别于孕50余天时发现胎停育，行清宫术，后未避孕未再孕。外院卵泡监测提示内膜菲薄，排卵前内膜厚度＜7mm，曾予阿司匹林、芬吗通、补佳乐等药物治疗。2017年1月行IVF-ET，短方案超促排卵，取卵9枚，成胚5枚，鲜胚移植2枚未孕。患者平素腰膝酸软，神疲乏力，心悸气短，纳差，寐欠安，便溏，舌淡，苔薄白，脉沉细弱。

既往月经规律，5/27~28天，清宫术后月经量明显减少，色暗，有血块，伴轻微小腹坠痛，经前腰酸，乳房胀痛，头痛。LMP 2017年10月12日。

既往检查：基础性激素水平、染色体检查、自身免疫抗体、凝血功能等均正常。输卵管造影：子宫形态正常，双侧输卵管通畅。

就诊当日双合诊检查未及明显异常。经阴道超声：子宫大小正常，内膜6.3mm/C型，左侧卵巢内可见2~3个窦卵泡，

右侧卵巢内可见3~4个窦卵泡。

【初步诊断】

西医诊断：继发性不孕症；复发性流产；IVF失败1次。

中医诊断：不孕症；滑胎（脾肾两虚证）。

【首诊医嘱】

中药治以补肾健脾、益气养血，药用：生黄芪20g，红参10g，菟丝子15g，鹿角霜20g，杜仲15g，当归10g，茯苓15g，熟地黄15g，阿胶珠10g，三七粉6g（冲服），丹参15g，香附10g，炒麦芽15g。

【复诊经过】

2017年11月13日二诊：服药后神疲乏力、心悸气短症状改善，月经于11月9日来潮，量少，色暗，有血块、小腹隐痛不适，经前头痛，大便不成形，舌淡苔白，脉沉细。上方去熟地黄，加炒白术10g，川芎10g，陈皮10g，砂仁6g。再次返诊时诉纳寐可，大便已成形，中药继服。

2017年12月4日三诊：述经前仍有时头痛，腰酸腹坠，中药予温经汤加减：吴茱萸6g，生黄芪20g，党参15g，续断10g，杜仲15g，当归10g，川芎10g，阿胶珠10g，白芍10g，麦冬15g，木香6g，砂仁6g，法半夏10g，柴胡10g，牛膝20g，炙甘草6g。

2017年12月20日复诊：LMP 2017年12月5日，月经量较前明显增多，色红，有少量血块，小腹坠痛及腰酸以及经前头痛等症状均明显改善。经阴道超声：内膜4.8mm/B型，内膜及内膜下未见血流信号，左卵巢内可见1~2个AFC，最大卵泡16mm×15mm；右卵巢内可见3~4个AFC，最大卵泡19mm×17mm。考虑患者内膜薄，血流差，嘱本月避孕，继服上方中药，并加用阿司匹林50mg，每日1次；人胎盘片2片，每日2次，继续治疗3个月。

2018年4月15日复诊：LMP 2018年4月3日。经阴道超声：内膜6.8mm/A型，内膜及内膜下血流信号良好，左卵巢内可见一18mm×15mm优势卵泡，嘱其同房，排卵后予地屈孕酮，中药继续服用。

2018年5月14日复诊：月经超期未至，近1周阴道时见咖啡色分泌物，伴腰酸，无腹痛，测HCG 45354.18mIU/ng，P 32.5ng/mL，经阴道超声：宫内早孕。予中药固肾安胎治疗，并予地屈孕酮10mg每日3次，持续用药至孕3个月NT检查正常。

后随访，顺利生产1健康婴儿。

【按语】

肾为生殖之本，肾气充足是胎元稳固的保障；脾为气血生化之源，脾气健运是内膜长养的基础条件，本患者自然流产2次后未避孕未孕4年，卵泡监测提示内膜菲薄，双侧窦卵泡数偏少。尤其清宫术后月经量明显减少，色暗，有血块，伴轻微小腹坠痛，经前腰酸，乳房胀痛，头痛。平素腰膝酸软，神疲乏力，心悸气短，纳差，寐欠安，便溏，舌淡，苔薄白，脉沉细弱。中医辨证为脾肾两虚证，治以补肾健脾、益气养血，方用毓麟珠加减。生黄芪、红参、当归、熟地黄、阿胶珠、三七、丹参气血双补；菟丝子、鹿角霜、杜仲温肾阳，暖胞宫；加香附、炒麦芽理气，使滋补之物不至积滞难消。二诊患者诉经前头痛，大便不成形，月经期正是气血下注胞宫之时，反映出的症状正是患者的"薄弱之处"，遂加用健脾理气之炒白术、川芎、陈皮、砂仁，去滋腻之熟地黄。三诊以经前头痛为主要诉求，头痛伴腰膝酸软，加用温经汤，阳气得温则升，上行荣养头面，布散温煦机体，用后头痛症状及月经情况均有明显改善。后在中药辨证调整体质的基础上配合卵泡监测，指导同房，自然妊娠。妊娠后谨于顾护，予固肾安胎中药，持续用药至孕3个月胎元稳固。